药 厨 味 道

果品食养全家健康

总主编　丁兆平

主编　丁兆平　丁明升

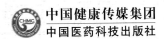

中国健康传媒集团

中国医药科技出版社

内 容 提 要

新鲜水果多汁美味，干果营养丰富，山楂、木瓜、桑椹、杏仁、白果等果品还有一定的药用功效，选用美味的干鲜果品入菜，既使菜品中增添了特殊果香，又可以发挥果品的药用价值。本书选取常用的 23 味干鲜果品，从食性特点、药膳食疗、著名菜品、中药药性、使用宜忌等方面介绍了食养、食疗、食治的相关内容。精选 410 余道药膳，包含茶、汤、粥、羹、菜、肴、酒等各类美食，既有配料、做法，又有功效、适宜人群，可根据自己和家人的体质、饮食习惯等做出全家共享的保健美味，呵护全家健康。

图书在版编目（CIP）数据

果品食养全家健康 / 丁兆平，丁明升主编 . — 北京：中国医药科技出版社，2019.4

（药厨味道）

ISBN 978-7-5214-0694-8

Ⅰ . ①果… Ⅱ . ①丁… ②丁… Ⅲ . ①水果—食物养生 Ⅳ . ① R247.1

中国版本图书馆 CIP 数据核字（2019）第 016138 号

美术编辑　陈君杞

版式设计　锋尚设计

出版　**中国健康传媒集团**│**中国医药科技出版社**

地址　北京市海淀区文慧园北路甲 22 号

邮编　100082

电话　发行：010-62227427　邮购：010-62236938

网址　www.cmstp.com

规格　710 × 1000mm　¹/₁₆

印张　14¹/₄

字数　215 千字

版次　2019 年 4 月第 1 版

印次　2019 年 4 月第 1 次印刷

印刷　北京盛通印刷股份有限公司

经销　全国各地新华书店

书号　ISBN 978-7-5214-0694-8

定价　49.00 元

丛书编委会

本书编委会

主　编　　丁兆平　丁明升

副主编　　于兆海　胡乃合　林煜棠

编　委（以姓氏笔画为序）

丁双婷　丁泽琳　丁炯心

王友川　刘瑞福　李文元

前言

　　《药厨味道》各分册的品种确定，是根据原国家卫生计生委最新公布的"既是食品又是中药材物质目录"（征求意见稿）中规定的101种药食两用物品，加以归类，选择如干鲜果品、调味香料、凉茶原料、常用滋补中药等进行分册编纂，旨在为药食两用物品的使用提供方便的查阅资料与具体的实用指南。目前推出的四个分册分别是：《药膳补养全家健康》《凉茶养生全家健康》《果品食养全家健康》《餐桌上的调味料》，共涵盖药食两用品种71味。

教你如何使用本书

　　药食同源，本丛书集中体现了71种药食两用物品的食养、食疗、食治相关内容。每味品种所收录的内容，按照其名称（正名并附汉语拼音）下所列的以下条目分门别类地予以汇总。各植物（动物）品种下的条目内容分别包括：别名、一眼识药、食性特点、药膳食疗（茶饮粥汤类、药膳菜羹类、糕点主食类、药酒膏方类）、著名菜品、中药药性（性味归经、功效主治）、使用宜忌。对各条目的具体内容说明如下。

别名　别名项中列出的，是各种别名、地方用名、土名、俗名或处方用名等。在正名之后括号内列出的为该品种最常见别名，如"陈皮（橘皮）"。

一眼识药　指明该品种的（原植物或原动物）基原与使用部位，采收时间以及加工处理的通行方法，以及其最常用供流通使用情形（多指药材）的基本形态。

食性特点 讲述该品种在饮食方面的主要用途和特色。

药膳食疗 本书的重点，选择的都是药店能买到的品种，操作方法也都是简单实用的。由于内容较多且尽量详尽，又分为四个分项："**茶饮粥汤类**"（归入代茶饮、药粥、汤饮类的配方应用）、"**药膳菜羹类**"（归入各种以食材为主料的药膳配方、菜羹制作）、"**糕点主食类**"（归入各种糕点、面食或主食等品种）、"**药酒膏方类**"（归入各种药酒、膏方）。

著名菜品 介绍以该品种为原辅料所制作的不同菜系的特色菜品，或公众接受度较高的创新特色饮食菜点。

中药药性 该品种在中医临床应用中所依据的中药药性理论认识，分为"性味归经"与"功效主治"两个分项，多依据《中国药典》等典籍的权威描述。

使用宜忌 传统医药学典籍中对该品种供药用时禁忌情况的记述，供参考。

个别品种，另设【知识拓展】项，介绍一些药食两用物品相关的历史、文化、混淆品种等内容。

本丛书中精选的药膳品种，既有所需食材和具体做法，又介绍了菜品功效和适宜人群，不管您有没有烹饪和医学基础，都能轻松学会对症选用适合自己和家人食用的养生菜品。希望可以帮助读者丰富自己家的餐桌，呵护全家人的健康。

编者
2018年10月

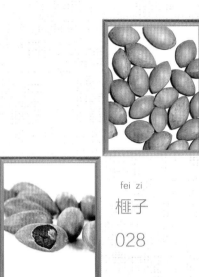
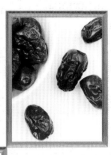
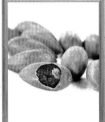
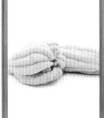
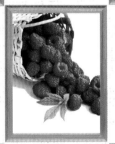
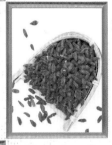
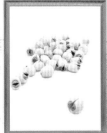
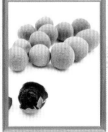

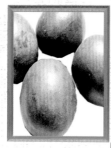
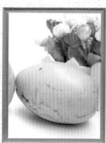
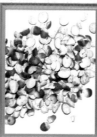
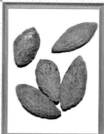
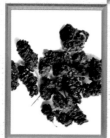
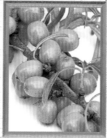
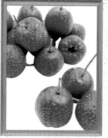
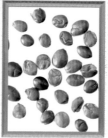

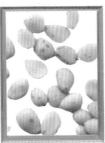
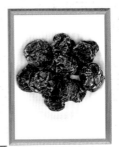
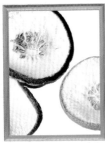

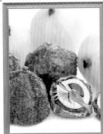
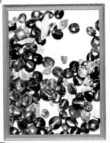
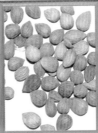

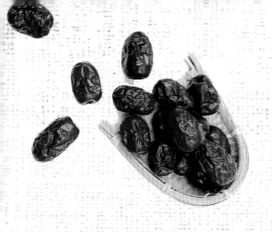

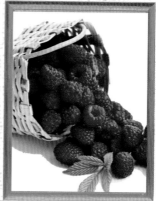

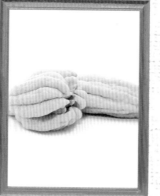

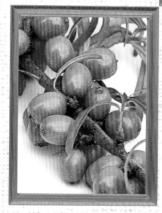

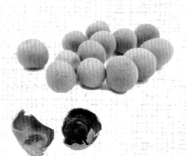

bai guo

白果（银杏）

别名 灵眼，鸭脚果，白果仁，佛指柑果。

**一眼
识药**

为银杏科植物银杏的种子。秋季种子成熟时采收，除去肉质外种皮，洗净，稍蒸或略煮后，烘干。

干燥成熟种子略显椭圆形，一端稍尖，另端钝，长1.5～2.5 厘米，宽1～2厘米，厚约1厘米。表面黄白色或淡棕黄色，平滑，具2～3条棱线。中种皮（壳）骨质，坚硬。内种皮膜质，种仁宽卵球形或椭圆形，一端淡棕色，另一端金黄色，横断面外层黄色，胶质样，内层淡黄色或淡绿色，粉性，中间有空隙。气微，味甘、微苦。

**食性
特点**

具有悠久应用历史的食用干果。种子可炒食、煮食，种仁可入菜和制蜜饯等。

因其果实中含有氢氰酸，为毒性成分，故不宜多食。

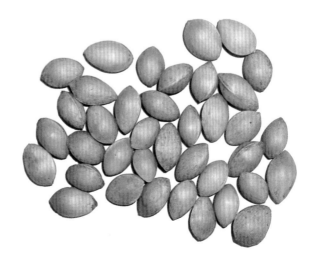

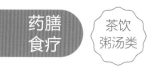

白果蜂蜜饮

> · 白果仁 10克　· 蜂蜜 适量

白果仁煮熟或蒸熟后，加入适量蜂蜜服用。对调理老年慢性支气管炎、咳嗽、痰喘等症有效。

白果芡实饮

> · 白果仁 15克　· 生芡实 30克　· 金樱子 12克

将白果仁、生芡实、金樱子水煎后饮服。适用于男子肾虚遗精、夜间多尿症的调理。

白果奶饮

> · 白果 30克　· 白菊花 4朵　· 雪梨 4个　· 牛奶 200毫升
> · 蜜糖 适量

将白果去壳，用开水烫去衣，去心；白菊花洗净，取花瓣备用；雪梨削皮，取梨肉切粒。将白果、雪梨放入锅中，加清水适量，用武火烧沸后，改用文火煲至白果烂熟，加入菊花瓣、牛奶，煮沸，用蜜糖调匀即成。白果与清肺、润肤的白菊花、雪梨等营养丰富，与益肺胃、生津液、润大肠的牛奶制成饮料，女性经常饮用可起到祛斑洁肤、润肤增白的作用。

白果粥

> · 白果 10克　· 粳米 100克

水煎白果去渣取汁，加入粳米煮粥。每日两次食用。功效敛肺气，定喘咳，止带浊，缩小便。适用于久咳气喘、白带、遗精、小便

频数的调理。(据《粥谱》)

◉ 白果薏米粥

> · 白果仁 8～12颗　· 薏米 100克

　　二者先行浸泡，共入锅内煮粥，临成加入白糖或砂糖适量。功效健脾利湿，清热消肿。适用于脾虚泄泻、痰喘咳嗽、小便淋痛、水肿、青年扁平疣、糖尿病等症。(据《家庭食疗手册》)

◉ 白果山药粥

> · 白果仁 12克　· 豆腐皮 60克　· 生山药 30克　· 粳米 50克

　　煮粥食用，豆腐皮在粥临熟前加入。适用于老人肺虚咳嗽、尿频、遗尿、女子白带异常等症的调理。

◉ 白果龙眼红枣汤

> · 白果仁 5颗　· 龙眼肉 10克　· 红枣 7枚

　　慢火煮熟后，每天早晨服用一次。适用于脾肺虚弱引起的眩晕眼花、心悸气短等症的调理。

药膳
菜羹类

◉ 白果小排汤

> · 小排骨 500克　· 白果 30克　· 调料 适量

　　排骨洗净，斩成段，加黄酒、姜片、水适量，文火焖煮1.5小时。白果去壳及红衣，加入汤内，加盐调味再煮15分钟，加味精及青葱末。功效止咳平喘。适用咳嗽痰多、气喘等症。(据《膳食保健》)

🥣 核桃白果猪肺汤

> ·猪肺 半个　　·瘦肉 300克　　·核桃肉 50克　　·甜杏仁 15克
> ·白果（去心）15颗　　·无花果 4粒　　·生姜 2片

　　猪肺清洗切块后出水，用少许油煎香。将全部材料放入煲内，加水煮约2小时，即可连汤料同食。此汤有温润肺肾、止咳平喘之效，对一些儿童久咳不愈及支气管哮喘，可以此汤来调理，也是老少皆宜的汤品。但白果用量不宜过大，儿童通常一岁一颗、两岁两颗，成人最多一天可吃15颗，但一定要去心才可用。

🥣 白果炖猪小肚

> ·猪膀胱（猪小肚）150～250克　　·白果 5颗　　·覆盆子 10～15克

　　白果炒热去壳，猪膀胱洗净切小块，二者与覆盆子加水共煮汤，加盐调味服食。功效补肾，缩小便。适用于肾虚小便频数、小儿夜尿多、遗尿等症的调理。（据《家庭食疗手册》）

🥣 白果薏仁煲猪小肚

> ·猪小肚（膀胱）2个　　·白果 20颗　　·生薏仁 50克

　　白果去外壳洗净；生薏仁去杂质后洗净，用锅炒至微黄；猪小肚剪开，把食盐放猪小肚上反复揉搓，再用清水冲洗至无尿味为止。以上三味用料一起放入砂锅内，加水适量，大火煮沸后以小火煮约3小时。煮后调味即可适量饮用。三物合用，有健脾利湿、润肺强肾、止白带的效果。适用于妇女色质白稀带下、腹满肿胀、男性膀胱炎、尿频等症。

🥣 白果煲乌鸡

> ·乌鸡 1只　　·白果仁 15克　　·莲子、白扁豆、生山药 各30克

　　宰杀后剖洗干净的乌骨鸡一只，与以上原料共同慢火煮烂后食用。适用于妇女赤白带下、腰酸困痛、少腹疼痛等症的调理。

白果鸡丁

| · 嫩鸡肉 350克 | · 白果 100克 | · 青椒、红椒 各1个 | · 调料 适量 |

鸡肉切丁，放蛋清2个，酱油、湿淀粉各适量，拌后腌半小时以上。将白果去壳，一剖四半；青、红椒分别切成小方块。油烧七成热，投鸡肉丁、青椒块、红椒块和白果丁，武火拌炒，入精盐、白糖、味精、香油各适量，翻炒片刻即成。功效补气养血，平咳，止带。适用于老年脾虚湿重之久咳、痰多、气喘、小便频数，妇女脾肾亏虚、湿热下注、带下量多、质稀，以及老年慢性支气管炎、肺心病、肺气肿等症。（据《滋补保健药膳食谱》）

白果烧鸡

| · 雏母鸡 1只（约1250克） | · 白果仁 100克 | · 鸡清汤 700毫升 |
| · 调料 适量 |

鸡宰杀洗净，取肉剁成长方块，用5克酱油拌匀，植物油500毫升，武火烧热，将鸡块炸至金黄色，捞出控油。白果仁入油锅中炸透，捞出。另锅入猪油50毫升，武火烧热，下葱、姜略炸，烹入鸡清汤，入料酒、精盐、白糖、酱油、大料各适量，再入炸好的鸡肉块和白果，文火炖烂，再转武火，用水淀粉将汁芡收浓，加味精。功效补气养血，平喘，止带。适用于老年体虚湿重之久咳、痰多、气喘、小便频数，妇女脾肾亏虚、湿浊下注、带下量多、质稀，以及老年慢性支气管炎、肺心病、肺气肿等症。（据《滋补保健药膳食谱》）

白果莲子鸡

| · 乌骨鸡 1只 | · 白果仁、莲子肉、江米 各15克 |

以上均研为末。取用宰杀后的乌骨全鸡一只，去肠，将以上原料盛入鸡腹内，上锅煮烂。可适当予以调味，空腹食之。可调治妇女虚弱赤白带下、下元虚惫。（据《濒湖集验方》变通）

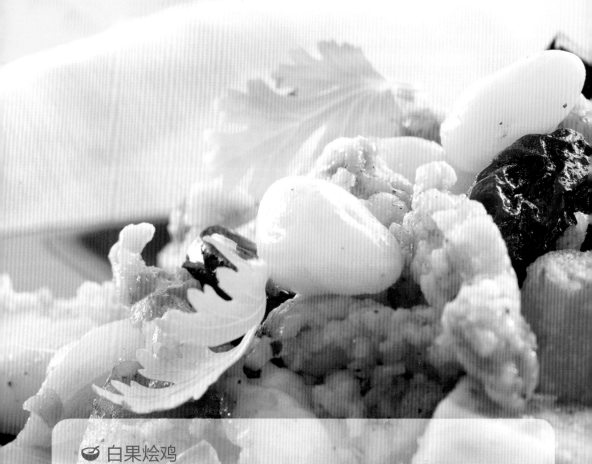

🥘 白果烩鸡

·老母鸡 1只	·白果 25克	·调料 适量

　　鸡宰杀后洗净，加酒、盐腌30分钟后切块。油热爆香姜片后下鸡块煸炒透，加去壳脱衣之白果，入酒、水，文火焖酥后调味即成。功效补肾缩尿。适用于肾虚失摄、小便频数等症。（据《膳食保健》）

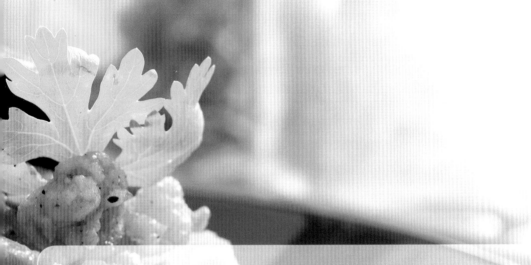

白果全鸭（白果鸭脯）

> ·水盆鸭 1只　　·白果 200克　　·猪油 500克
> ·胡椒粉、料酒、鸡油、清汤、生姜、葱、食盐及花椒 各适量

　　白果去壳，沸水煮沸，捞出去皮膜、两头、心，沸水氽去苦水，在猪油锅内炸一下，捞出待用。水盆鸭洗净，剁去头、爪，用食盐、胡椒粉、料酒将鸭身内外抹匀后放入盆内，加葱、姜、花椒，上笼煮1小时取出。去姜、葱、花椒，用刀从鸭脊处切开，去净骨头，铺在碗内，齐碗口修圆，修下的鸭肉切成白果大小的颗粒，与白果混匀放在鸭脯上，倒入原汁，加汤上笼蒸30分钟至肉烂，翻入盘中。向锅内掺入清汤，加入余下的料酒、食盐、胡椒面，用水豆粉少许勾芡，放猪油少许，将白汁蘸在鸭肉上。功效益肺补肾，消咳止喘。适用于骨蒸痨热、咳嗽水肿、哮喘痰鸣等症。（据《滋补中药保健菜谱》）

🥣 白果南杏生鱼汤

· 生鱼 1条（约500克）　· 白果 60克　· 南杏仁 60克　· 腐竹 90克
· 马蹄 8个　· 生姜 2～3片

　　白果去壳，开水稍煮去衣膜；南杏仁亦用开水烫去衣膜；腐竹浸软切段；马蹄去皮，洗净切为两半；生鱼去鳞、腮、肠脏后洗净。将全部用料一起放在瓦煲内，加入清水2500毫升（约10碗），武火烧沸，改用文火煲2～3小时，调入适量食盐和少量花生油便可，此量可供二三人食用。白果、生鱼可捞起伴花生油和酱油佐餐用。此品气味清润可口，具润肺化痰、敛肺止咳功用。同时能辅助调治咳喘日久、耗伤气阴，或平素阴虚气弱，证见口干渴、胃纳差、动则气短等。

🥣 青果干贝球

· 冬瓜 300克　· 胡萝卜 1根　· 干贝 3个　· 青菜 300克
· 高汤 1/2碗　· 盐 1/2小匙　· 淀粉 1大匙　· 白果 15颗
· 银杏叶 30克

　　冬瓜、胡萝卜去皮挖成球状，用开水烫熟后捞起，放入冷水内再捞起，备用。白果、青菜汆烫，干贝用电锅先蒸熟后撕成细丝。银杏叶加2碗水煮成剩半碗水量，青菜先排于深盘内。高汤加银杏叶汁煮滚，放入冬瓜球、胡萝卜球、白果和干贝丝，加盐、淀粉，倒入深盘内即可。每周吃2次，可连续食用1个月。此品能滋阳补肾，保护视力，增强体力。

糕点
主食类

🥣 白果圆子羹

· 糯米小圆子 30只　· 白果（蜜饯）90克　· 香蕉 1根　· 橘子 1个
· 生梨 半只　· 苹果 1/4个　· 白糖 90克　· 红枣 30克
· 菠萝蜜、桂花 各适量

将蜜饯切成粒，香蕉等水果也切粒（即小丁）。糯米洗净，加冷水浸泡至手指碾搓能成粉时，带水放入石磨中研磨成细浆，流装布袋中，扎牢袋口，沥掉大部分水，压至浆结块，攥透，至不粘手和台板为止。取一团搓成圆长条形，摘成小块，揉成碗形，中间放入馅心包拢，搓圆光，即成糯米小圆子（馅心可用炒熟研细的芝麻、白糖、生板油攥透摘粒，或玫瑰酱、白果末、红枣泥攥拢摘粒）。锅中放入适量水，放武火上，加入白糖，烧滚，投入糯米小圆子，煮至变色（熟色形），浮在水上面时，即放入白果（蜜饯）、水果、桂花，烧滚，洒上湿淀粉（分几次洒入），用勺推匀，着成半厚芡，出锅装在汤碗中，即可食饮。功效润肺止咳，生津解渴。适用于调治肺阴虚的干咳，或津液不足的口渴、便结，饭后饮用有解酒、助消化的效用。（据《大众药膳》）

🥣 白果鸡蛋

· 白果仁 2颗　　· 鸡蛋 1个

白果研粉，鸡蛋打一小孔纳入白果，小孔纸封，微火烤熟或蒸熟。服食。功效益气补中，化湿止带。适用于小儿腹泻，妇女白带过多的调理。（据《家庭食疗手册》）

著名
菜点

🍲 蜜三果（鲁菜系）

🍳 主料	🍶 配料	
红果（山楂）、栗子、银杏 各250克	白糖 250克	桂花酱 3克
	蜂蜜 30克	碱粉 3克
	香油 50毫升	

📋 制法

先将红果洗净入锅内，加清水（水漫过红果），中火烧沸煮至五成熟捞出，用直径5毫米的细铜管捅去核，剥去外皮。栗子洗净，在顶部用刀垛上十字刀口（只垛断外壳），放入沸水锅内煮5分钟左右捞出，剥去外壳及内里薄皮，用温水洗净。银杏用刀稍拍一下，将外壳砸破剥去，放盆内，加入开水及碱粉，用炊帚尖刷去薄皮，洗净，再放入沸水内煮2分钟捞出，以去苦味，捞出控干水分。将栗子、银杏放入盆内加水，放入笼屉内蒸20分钟左右熟透取出，将水滗去。炒勺内放入香油、白糖（15克）在火上加热炒至浅红色时，加水250毫升及白糖、红果、栗子、白果煮沸，移至小火上㸆，待糖汁发浓稠时，加入桂花酱、蜂蜜，再淋上少量香油调匀即成。

特点

色泽红白鲜艳光亮，甜酸香浓美口。

诗礼银杏（鲁菜系）

主料	配料
白果 500克	红樱桃 5个　白糖 200克 蜂蜜 50克　桂花酱 10克 白油 30毫升

制法

将白果去壳，放入碱水中，刷去软皮，捅去果心，用沸水焯过捞出。炒锅放入清水、白糖、白果，在旺火上烧沸，撇去浮沫，再移至微火上㸆至糖汁浓时，加入桂花酱和蜂蜜，淋上白油，颠匀盛入盘内，摆上红樱桃。

特点

色泽蜡黄明亮，银杏软烂甜香。

烧面筋（鲁菜系）

主料

麻花式水面筋 250克

配料

清水马蹄、水发白果、冬笋、水发莲子 各15克　白糖 150克

甜面酱 6克　湿淀粉 75克

桂花酱 1.5克　糖色 少许

花椒油 3毫升

花生油 1000毫升（耗75毫升）

制法

　　将水面筋撕成长5厘米的条，放入碗内加甜面酱、湿淀粉拌匀。马蹄、白果、冬笋、莲子均用沸水焯过。炒勺内倒入花生油，在大火上烧至八成热时，将面筋下入油内炸至红色捞出，沥净油。炒勺内倒入清水（约250毫升）、糖色、桂花酱（用水调开，纱布过滤后用汁）、白糖烧沸，移至小火上，再将面筋、莲子、白果、马蹄一起倒入勺内，颠翻几下，煨熻到汤浓时，淋上花椒油出勺即成。

特点

　　红润油亮，面筋柔韧滑润，香甜味美。

| 中药药性 | 性味归经 | 甘、苦、涩，平；有毒。归肺、肾经。 |
| | 功能主治 | 敛肺定喘，止带缩尿。用于痰多喘咳，带下白浊，遗尿尿频。 |

使用宜忌

　　药用对有实邪者忌用。咳嗽痰稠不利者慎用。

❶《日用本草》："多食壅气动风。小儿多食昏霍，发惊引疳。同鳗鲡鱼食患软风。"

❷《本草纲目》："然吃多（白果）则收令太过，令人气壅胪胀昏顿。"

da zao

大枣

别名 红枣，干枣，枣，枣子。

为鼠李科植物枣的干燥成熟果实。秋季果实成熟时采收，晒干后即成为红枣（干枣）。

药用其干燥成熟果实，呈椭圆形或球形，长2～3.5厘米，直径1.5～2.5厘米。表面暗红色，略带光泽，有不规则皱纹。基部凹陷，有短果梗。外果皮薄，中果皮棕黄色或淡褐色，肉质柔软，富糖性而油润。果核纺锤形，两端锐尖，质坚硬。气微香，味甜。以个大、色紫红、肉厚、油润者为佳。

干鲜皆可食用，鲜品为时令果品。大枣可鲜食、干制、熏制、醉渍，也可制羹、馅或作茶饮等。

药用多取干品的红枣，食用的大枣其干制品有红枣和黑枣之分。红枣系直接晒干，或略经沸水烫过后晒干，所以枣皮发红。黑枣系大枣采摘后略经沸水烫过，再熏焙至枣皮发黑发亮，枣肉半熟，干燥适度即可。

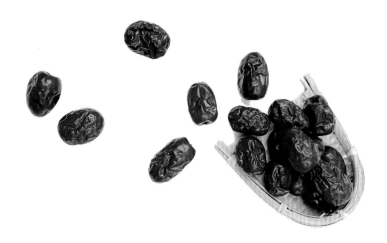

☕ 五味红枣茶

> ·五味子 10克　·红枣 5枚　·冰糖 20克

　　五味子洗净，去杂质；红枣洗净，去核；冰糖打碎。把三者同放炖杯内，加入清水250毫升。把炖杯置武火上烧沸，再用文火炖煮25分钟即成。每日代茶饮用。功效补养肝肾，益气生津。对更年期综合征有一定疗效。适用于调治肝硬化转氨酶增高患者。

☕ 黄芪红枣茶

> ·黄芪 3~5片　·红枣 3枚

　　分别泡水片刻，洗净，然后放到砂锅里，加水煮开。煮开后关火，盖上锅盖闷15分钟。每日1~2剂，代茶饮用，不拘时。黄芪补气，红枣补血，二者合用健脾益气，调和营卫。适用于调治气血亏损，自汗、盗汗证，但由感冒引起的多汗症不适用。

☕ 大枣汤

> ·大枣 15枚

　　大枣洗净，浸泡1小时，用文火炖烂。每服一剂，每日3次，7天为一疗程。功效健脾益气止血。适用于调治脾虚气弱、食欲不振、气血两虚、脾虚不能摄血之发斑（阴斑）。现多用于过敏性紫癜的食疗。阳斑不宜用。（据《常见病的饮食疗法》）

☕ 大枣粥

> ·大枣 10枚　·茯神 15克　·小米 100克

先煮大枣和茯神，去渣，后下米煮粥。温食。功效益气养胃，安神定志。适用于心脾两虚、神疲乏力、失眠心悸、精神恍惚。（据《太平圣惠方》）

☕ 大枣羊骨粥

> · 大枣 20枚　· 羊骨 1~2根　· 糯米 50~100克
> · 食盐（或红糖）适量

羊骨捣破，大枣去核，与糯米同煮稀粥，入盐调味，喜甜口者可以红糖调味。早晚温热服食。适用于再生障碍性贫血、血小板减少性紫癜及其他气血不足证。（据《中国药膳学》）

☕ 大枣人参汤

> · 大枣 5枚　· 吉林参（或高丽参）6克

放炖盅内隔水炖煮1小时。分两次，温热饮用。人参可连用2~3次。救治虚脱，人参量加至15~30克，如法炖后顿服。功效大补元气，固脱生津，养血安神。适用于各种原因而致出血后身体虚弱、气短乏力、心悸失眠、出血后虚脱。忌食萝卜和茶叶。（据《十药神书》）

☕ 大枣木香汤

> · 大枣 10枚　· 木香 6克

大枣水煎数沸，入木香煎片刻取汁。分2~3次温饮。功效补脾温中行气。适用于脾虚气滞之泄泻。（据《中国药膳学》）

☕ 大枣乌梅汤

> · 大枣 10枚　· 乌梅 5~10枚　· 冰糖 适量

以上食材共煎汤，分2~3次服用。功效滋阴益气敛汗。适用于阴虚盗汗症。（据《补品补药与补益良方》）

🥣 大枣眉豆汤

·大枣 30克　　·眉豆 60克　　·茯苓 15克　　·大蒜 15克

以上食材水煎服。功效健脾益气，利尿消肿。适用于脾虚水肿、营养不良性水肿。（据《补品补药与补益良方》）

🥣 大枣茵陈汤

·大枣 250克　　·茵陈 60克

二者水煎取汁，食枣肉饮汤，每日一剂，分2～3次温服。功效补益脾胃，利湿退黄。适用于黄疸。（据《中国药膳学》）

🥣 大枣陈皮竹叶汤

·大枣 5枚　　·陈皮 5克　　·淡竹叶 7克

三者水煎取汁，每日一剂，分2次饮服，连用3～5剂。功效健脾益气止涎。适用于小儿流涎症。（据《家庭药膳手册》）

🥣 红枣木耳汤

·红枣 25枚　　·水发木耳 50克　　·白糖 适量

将水发木耳洗净，撕成小片，红枣洗净去核。将红枣、木耳、白糖同放砂锅中，加清水煮至红枣、木耳熟，盛入碗中即成。功效止咳、补五脏，调治虚弱劳损，美容养颜。

药膳
菜羹类

🥣 枣蔻煨肘

·猪肘 1千克　　·红枣 60克　　·红豆蔻 10克　　·冰糖 180克

红豆蔻布包，与经沸水汆过的猪肘同放砂锅内，入清水，武火煮沸后去沫。一半冰糖在砂锅内炒成深黄色糖汁，连其余冰糖、枣、红豆蔻一起放入砂锅，烧1小时，文火煨2小时，至猪肘烂熟，去药，食肉饮汤。功效健脾暖胃，益气养阴。适用于脾胃不和、食少呕恶、脘痞泄泻及气阴两虚、消瘦乏力、口干等症。（据《中国药膳》）

🥣 枣杏焖鸡

> ·公鸡 1只　·栗子 200克　·甜杏仁 12克　·红枣 5枚
> ·核桃仁 20克　·调料 适量

温水泡杏仁、核桃仁，去皮，沥干水，放热油中翻炸至金黄色，捞出摊开，凉后压末。栗子切两瓣，沸水煮至壳与衣可剥掉时捞出，去皮。鸡洗净切块。烧猪油25克，武火将鸡块炒至黄色，加入绍酒、姜丝、砂糖、酱油上色后，加白汤、核桃仁、红枣烧沸，文火加盖焖1小时，加栗子再焖15分钟，至鸡肉熟透。将锅移武火上，捞出鸡块皮朝下摆碗内，捞出栗子盖上面，覆上圆盘，反扣在盘内。锅中原汁武火烧沸，放入芝麻酱拌和，湿淀粉调成薄芡，加入热猪油50克，反复搅匀，浇在鸡面上，撒上杏仁末。分数次佐餐。功效补脾、益肺、壮肾、润肠。适用于脾肾亏虚之食少、乏力、健忘、耳鸣，肺肾两虚之咳嗽、气喘、心悸，精血不足之便秘、消瘦等症。（据《中国药膳学》）

🥣 枣心汤

> ·猪心 1个　·大枣 10枚

大枣去核，猪心切片，同置砂锅，加水武火烧沸，文火炖熟，调味后食肉饮汤。功效养心安神。适用于心血不足、心悸、失眠、精神恍惚等症。（据《强身食制》）

🥣 枣菇蒸鸡

> ·母鸡 1只（约1千克）　·红枣 15枚　·香菇 10个
> ·调料 适量

母鸡去内脏洗净，用盐内外涂擦一遍。红枣、香菇水发后置鸡腹内，加黄酒、姜片、葱节、味精，上屉蒸2~2.5小时。单食或佐餐。功效补脾安中，调养阴血。适用于体虚及产后身体虚弱。(据《膳食保健》)

🥣 枣杞煲鸡

> ·子鸡 1只（约500克）　·大枣 10枚　·枸杞子 30克

鸡洗净去杂，与大枣和枸杞子同炖至鸡熟烂，加盐少许，食肉饮汤。功效补脾胃，益气血。适用于脾胃不足、气血虚弱、体倦乏力、腰膝酸软、面色萎黄、心悸怔忡等症。亦有养血安胎之功，适用于妊娠小腹绵绵作痛。(据《百病饮食自疗》)

🥣 枣香肉皮冻

> ·红枣 150克　·猪肉皮 500克　·黄酒、调料 适量

红枣煮后去皮、核，制成枣泥。猪皮水焯后切成小块，放入水中加姜、酒，文火煨至不成块形，调入枣泥、葱、酱油、白糖、味精等，再煮10分钟，冷后结冻切片。佐餐用。功效养血止血。适用于血小板减少性紫癜、衄血、血友病、消化道出血、冠心病、缺铁性贫血、进行性肌营养性障碍等症。(据《膳食保健》)

糕点
主食类

🥣 枣糕

> ·大麦面或小米面 200克　·红枣 250克

红枣蒸熟取枣肉，制成枣泥。加水和面，与枣泥揉匀，蒸糕食用。功效补脾消食。适用于小儿疳积。(据《疾病的食疗与验方》)

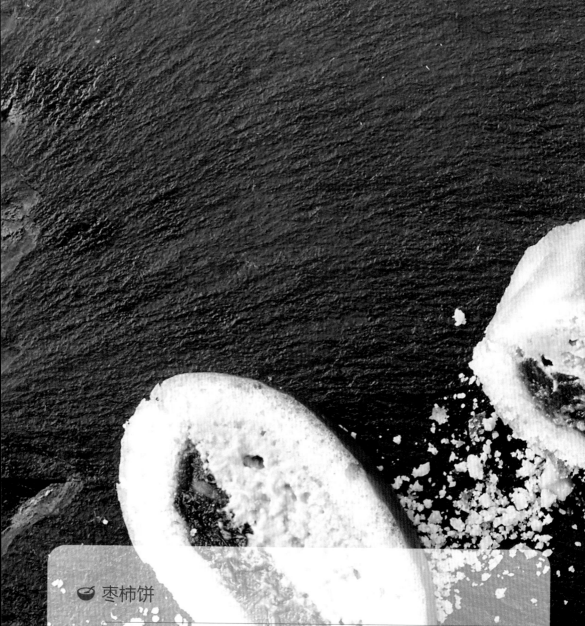

🥣 枣柿饼

· 柿饼 30克　　· 红枣 30克　　· 山萸肉 10克　　· 面粉 100克
植物油 少许

　　柿饼去蒂切块，红枣洗净去核。将柿饼、红枣、山萸肉烘干研末，与面粉混匀，加水，制成小饼。用植物油烙熟，早晚餐食用。功效健脾胃，滋肝阴。适用于肝阴不足，虚火上升之耳鸣耳聋，口苦目眩，以及脾虚食少、倦怠、乏力等症。（据《中国药膳》）

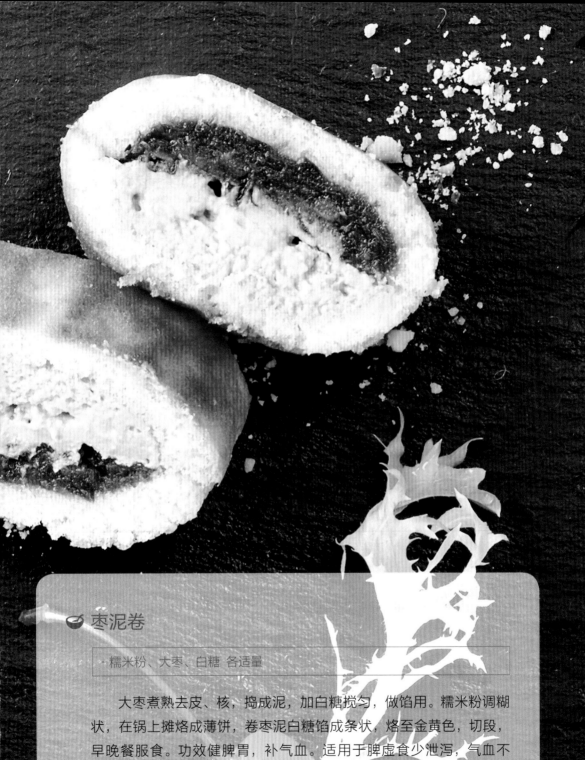

枣泥卷

糯米粉、大枣、白糖 各适量

　　大枣煮熟去皮、核，捣成泥，加白糖搅匀，做馅用。糯米粉调糊状，在锅上摊烙成薄饼，卷枣泥白糖馅成条状，烙至金黄色，切段，早晚餐服食。功效健脾胃，补气血。适用于脾虚食少泄泻，气血不足，以及血小板减少、贫血、慢性肝炎、过敏性紫癜、营养不良、病后体弱等症。（据《强身食制》）

🥣 枣泥桃酥

> · 核桃仁、山药 各50克　· 枣泥 250克　· 猪油 125克
> · 面粉 500克　· 植物油 适量

核桃仁擀碎，山药煮熟杵成泥，与枣泥混匀制成馅。面粉200克放面板上，加猪油100克，拌匀成干油酥。剩余面粉、猪油加清水拌揉成油面团。干油酥包入油面团内，卷成筒状，用刀切成15克重的面坯，擀饼，包上枣泥馅心，制成桃酥饼形状。用油炸成浅黄色，供食用。功效健脾胃，益气血。适用于脾虚食少、形瘦乏力等症。(据《民间食谱》)

🥣 枣泥包子

> · 白面粉 500克　· 红枣 300克　· 白糖 150克

面粉按常法制成皮。红枣蒸或煮熟放于盆中挤烂，去核。白糖加水化开，倒入枣泥中，加香油后拌匀，放入勺内炒20分钟左右，待香油和白糖全部被枣泥吸收后，倒出晾凉，成枣泥馅，包于皮内，蒸熟。早晚餐作点心服。功效补气健脾。适用于脾胃气虚，身体虚弱。(据《家庭药膳手册》)

🥣 枣荷叶

> · 面粉 500克　· 大枣、山药 各250克　· 酵母、碱 各5克

面粉加水和酵母发好，兑上碱，与山药粉揉匀，做成小面剂，用手按成长圆形片，把4个枣放在长面片的一边，将另一边折叠过来，用手一按，码上两个枣，形成荷叶状。上屉蒸15分钟至熟。作主食。功效滋肾健脾，养阴补血。适用于脾肾两虚、阴血不足诸症。(据《百病饮食自疗》)

🥣 黑枣百合粽

> · 黑枣、鲜荔枝、鲜百合 各100克　· 紫米、糯米 各300克
> · 草果 3克　· 鲜芦叶 适量

将黑枣、荔枝、百合、紫米、糯米、鲜芦叶等分别洗净，鲜百合用沸水烫后捞出，与黑枣一同用清水浸泡备用。紫米、糯米一并放入盆内，用温水泡透备用（草果粉撒拌入米中）。芦叶水煮后捞出泡入清

水中。取芦叶折叠为外衣包成斧头状的粽子，先放入荔枝在底下角，米放中心，左右角分别放黑枣和百合。煮熟后即可。分餐食用。有降脂减肥、降糖降压效用。可用于糖尿病患者调养。（据《百合治病亦生》）

药酒
膏方类

🥣 红颜酒

> ·红枣、核桃仁 各120克　·杏仁 30克　·蜂蜜 100毫升
> ·酥油 70毫升　·白酒 1000毫升

将蜂蜜、酥油溶入白酒中，再将前三味药材捣碎后放入酒内浸泡，7日后即可取酒饮用。每日早晚各一次，每次10毫升，空腹饮用。功效补肺滋肾，健脾益胃，驻颜抗衰。适用于肺肾或脾胃虚弱所致的容颜憔悴、肌肤粗糙等症。（据《万病回春》）

🥣 扶衰仙凤酒

> ·肥鸡肉 1只　·大枣 250克　·生姜 120克　·白酒 3000克

宰鸡去杂并洗净，斩成块，加入姜片，合大枣共置于坛中，注入白酒，封口，隔水蒸馏1小时，连坛取出。将坛放凉水中去火毒，即成。开坛后每日早晨空腹温热食鸡肉、姜和枣，饮酒，随意服用。功效益气健脾，扶衰补虚。适用于调治积劳虚损、病后不复、妇女崩漏带下。（据《万病回春》）

🥣 红枣膏

> ·大枣 500克　·红砂糖 500克

先将大枣洗净去核，加水煎煮，直至煮烂，熬成膏状，加入红糖搅拌，使糖充分溶解于膏中即成。每日取一两匙，直接食用或开水冲饮。功效补益脾胃。适用于调养病后体虚、脾胃虚弱、气血不足、咳嗽咳痰、气短乏力、肺结核、慢性支气管炎、慢性肝病等症。（据《鸡峰普济方》）

黄豆红枣膏

> · 黄豆（研末）500克   · 红枣 500克   · 白糖 250克

　　清水适量，将黄豆末与红枣熬成糊状，去枣核，调入白糖搅匀，冷却后收膏，贮存。每日取用。功效滋补润燥。若长年服用，可保面部红润。

红枣蜂蜜膏

> · 红枣 1千克   · 蜂蜜 500克

　　红枣洗净去核取肉捣烂，加适量水用文火煎煮，绞成细膏，加入蜂蜜，于火上调匀成枣膏，装瓶备用。每次服15毫升，每日两次，其中一次在临睡前食用，有滋阴助眠作用，能加快入睡，改善失眠状况。

红糖红枣姜膏

> · 红糖 500克   · 嫩姜 500克   · 红枣 20枚

　　将嫩姜洗净切片，红枣洗净去核取肉备用。豆浆机洗净放入姜片及红枣肉一起磨碎，使之变得非常细腻，食用时口感好，没有一点姜碎。磨好的红枣姜末倒入盆中，加入红糖搅拌均匀，装入炖盅内旺火蒸30分钟出锅，凉透后倒出，装入保鲜盒或玻璃瓶里盖好，冷藏保存。需要时取用，每次两勺开水冲饮。功效温胃止呕，温经止痛。适用于调治痛经，以及胃寒腹痛、泛吐酸水等症。

花生芝麻红枣膏

> · 黑芝麻 100克   · 花生 100克   · 小枣 20枚
> · 香油、水 各适量

　　将花生清洗干净，倒在锅里，加清水煮熟透备用。锅置火上，将沥干水的黑芝麻和去核洗净的小红枣一并倒入锅内，中火推炒，当锅里水分已干时转小火炒，直到用铲子将芝麻盛起再倒回锅里时，铲子上不留一粒芝麻，说明芝麻已炒好。关火，继续翻炒片刻，盛出与花生同装在一起。用搅拌机将花生米、炒好的黑芝麻和小枣一起加清水搅拌，打成糊状，倒入容器，盖上盖冷藏。每天吃两三勺。有益气安神、补血养颜、润肠通便的功用。适宜于女性日常滋补。

🍵 青葙子黑枣蜜膏

> · 蜂蜜 500克　　· 青葙子 100克　　· 黑枣 500克

　　将青葙子加水适量，煎煮两次取汁，合并汤液。加入黑枣肉共煮至烂熟，其汁将干时加入蜂蜜调匀成膏。每日两次服用，每次20克。功效明目祛翳。适用于调治白内障、目生翳障、视物不清等眼疾。（据《蜂产品奇方妙用》）

著名菜品

🍲 枣方肉（江苏菜系）

🥘 主料		🧂 配料	
去骨猪肋条肉 约750克		料酒 5克	酱油 60克
红枣 250克		冰糖 35克	白糖 10克
		猪肉汤 100克	熟猪油 20克

🍳 制法

　　将猪肋条肉刮洗干净，放入锅中，舀入清水淹没肉块，旺火烧至五成熟时捞出洗净。用刀在肉皮上剞花刀，便于入味。将肉皮朝下放入内有竹箅垫底的砂锅中，舀入猪肉汤，加料酒、酱油、冰糖、葱结、姜片，用一只圆盘将肉压住，再盖上锅盖，置中火烧沸3分钟。然后转至文火，焖约1小时，将肉取出，皮朝下放入碗内，倒入焖肉原汁100克。将红枣洗净、煮烂，去掉皮核，用刀面压成枣泥。砂锅置小火上，舀入熟猪油，放入枣泥、白糖，炒匀起锅。把枣泥铺放在肉面上，用玻璃纸封口。上笼蒸约1小时取出，去封口纸，把肉翻扣入盘内。

🍲 特点

　　色红光亮，肉质肥烂，甜中带咸，枣泥香甜油润，风味别致。

🍲 网油枣泥卷（川菜系）

🥘 主料

网油 150克	蜜枣 150克
干豆粉 125克	

🧂 配料

白糖 250克	猪油 1千克
蛋清糊 100克	

🍱 制法

　　网油用清水洗净，晾干；蜜枣蒸后去皮去核，制成枣泥。将网油平铺在墩子上，用刀划成5厘米宽，再用刀背捶平，抹上蛋清糊。枣泥搓成条形，放在网油上，卷成1.3厘米粗的圆条，切成5厘米长，两头沾细干豆粉，盛入盘，均匀浇上蛋清糊。网油卷放入热油锅内炸至淡黄色捞起，油温升至七成热时，再放入网油卷炸至黄色捞起。锅内另加清水，放白糖炒至起大泡时，倒入网油卷颠匀，粘上细小糖粒，呈乳白色起锅即成。

🍱 特点

　　皮酥甜香，爽口化渣。

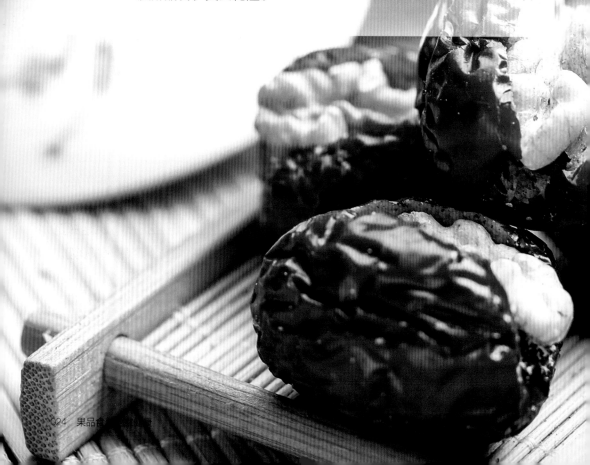

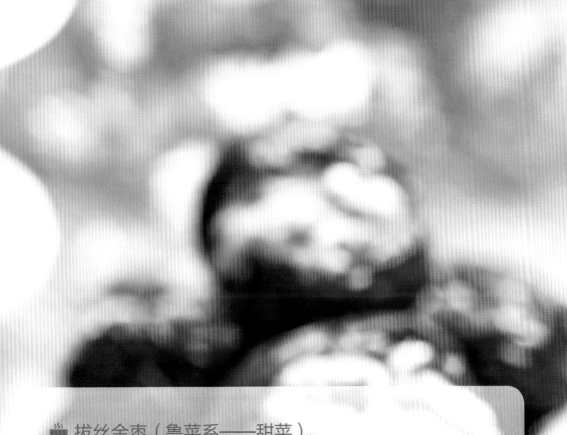

🍲 拔丝金枣（鲁菜系——甜菜）

🍳主料
红枣 400克

🧂配料
晶糕 100克　　　白糖 150克
精粉 50克　　　花生油 500克

📋制法

　　红枣用清水洗净，放入锅内，用小火烧沸煮透，约六成熟捞出，剥去外皮，将核捅去。晶糕切短条，插进去核的枣内，仍保持原来的枣形，然后滚沾上薄薄的一层精粉。炒勺内倒入花生油，烧至六成热时，将蘸过精粉的红枣下入油内，炸至金黄色捞出（应使枣在油内不断滚动，使外表色泽均匀），即为金枣。炒勺内留底油，放入白糖溶化，炒至金黄色将要拔丝时，将炸好的金枣倒入糖汁内，炒勺离开火口，不断颠翻挂匀，盛入抹过油的盘内即成。

📋特点

　　金黄油亮，外皮酥脆，制法独特，别具风味。

🍲 红枣煨肘（川菜系）

🍲 主料		🍶 配料	
猪肘 1千克	红枣 100克	肉骨 数块	冰糖 适量

🍲 制法

猪肘洗净入沸水锅内除去血腥味，红枣洗净。取铝锅1个，在锅底垫几块骨头（以免粘锅），铝锅内加清水1.5千克，将肘子放入，用旺火烧沸，撇去浮沫。炒锅置旺火上，烧油炒冰糖至深红色即盛入碗内。将冰糖、糖色、红枣放入铝锅内，再移至微火上煨2小时，待肘子收汁，盛入盘内即成。

🍲 特点

色泽金红，熟而不烂，味甜香。

🍲 虫草炖甲鱼（江苏菜系）

🍲 主料			
活甲鱼 1只（约1千克）		味精 3克	葱结 15克
🍶 配料		姜片 3克	蒜瓣 3克
冬虫夏草 数根	红枣 6枚	清汤 1千克	
料酒 5克	盐 6克		

🍲 制法

甲鱼杀好，切成4大块，放入冷水锅中烧沸，捞出，割开四肢，剥去腿油洗净。冬虫夏草洗净，红枣用沸水浸泡。甲鱼块放入汤碗中，放上冬虫夏草和红枣，加料酒、盐、葱结、姜片、蒜瓣和清汤，盖上圆盘1只，上笼蒸约2小时，取出，揭锅盖，加味精，拣去葱、姜。

🍲 特点

汤色澄清，肉质酥烂，裙边透明如胶，食之黏口，是滋补佳肴。

中药药性

性味归经 甘，温。归脾、胃、心经。

功能主治 补中益气，养血安神。用于脾虚食少，乏力便溏，妇人脏躁。

| 使用宜忌 | 药用对凡有湿痰、积滞、齿病、虫病者，均不相宜。杀乌头、附子毒，恶葱、鱼。 |

❶ 孙思邈："多食令人热渴膨胀，动脏腑，损脾元，助湿热。"

❷《医学入门》："心下痞，中满呕吐者忌之。多食动风，脾反受病。"

❸《神农本草经疏》："小儿疳病不宜食，患痰热者不宜食。"

❹《本草汇言》："胃痛气闭者，蛔结腹痛及一切诸虫为病者，咸忌之。"

❺《随息居饮食谱》："多食患胀泄热渴，最不益人。凡小儿、产后及温热、暑湿诸病前后，黄疸、肿胀并忌之。"

❻《金匮要略》："枣合生葱食之，令人病。"

❼《日华子本草》："枣与葱同食令人五脏不和。"

❽《本草纲目》："《素问》言枣为脾之果，脾病宜食之，谓治病和药，枣为脾经血分药也，若无故频食，则生虫损齿，贻害多矣。"

知识拓展

大枣誉称"天然维生素丸"

大枣为食用果品，与桃、梨、梅、杏共誉为中国五大名果。大枣营养丰富，既含蛋白质、脂肪、粗纤维、糖类、有机酸、黏液质和钙、磷、铁等，又含有多种维生素，有"天然维生素丸"之美称。大枣中所含维生素不仅品种多，而且含量高，如每百克鲜枣含维生素C高达380～600毫克，是苹果的70～80倍，桃子的80～100倍；芸香苷（芦丁，旧曾称维生素P）含量高达300毫克。

红枣的营养保健作用，在远古时期就被先人们发现并利用。《诗经》已有"八月剥枣"的记述。《礼记》有"枣栗饴蜜以甘之"，还将其用于菜肴制作。《战国策》有"北有枣栗之利……足食于民"，指出枣在中国北方的重要作用。《韩非子》记载有秦国饥荒时用枣栗救民的事。《水浒传》中梁山好汉扮作贩枣子客人的情节，其实是对北方地区大枣充饥为粮的写实。所以民间一直誉称枣为"铁杆庄稼"或"木本粮食"。枣的药用，在中国最早的药物学专著《神农本草经》中即已收载，列为上品药物。

榧子

别名 柀子，榧实，玉山果，赤果，玉榧，香榧。

为红豆杉科植物榧的种子。秋季种子成熟时采收，除去肉质假种皮，洗净，晒干。

干燥成熟种子呈卵圆形或长卵圆形，长2~3.5厘米，直径1.3~2厘米。表面灰黄色或淡黄棕色，有纵皱纹，一端钝圆，可见椭圆形的种脐，另端稍尖。种皮质硬，厚约1毫米。种仁表面皱缩，外胚乳灰褐色，膜质；内胚乳黄白色，肥大，富油性。气微甜而涩。

食用干果，且为干果珍品，可供炒食，或供制备深加工产品。早在宋代，就已有香榧的加工品椒盐香榧、糖球香榧和香榧酥等。

香榧可供榨油食用，榧子油为著名的食用油之一。香榧壳亦可提炼芳香油。

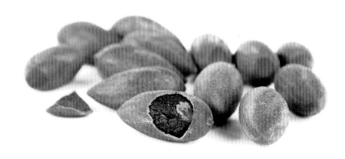

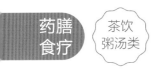

榧子茶

> · 榧子 30克

炒香，沸水冲泡。代茶频饮。适用于调治钩虫病和蛲虫病。（据《经验方》）

榧子蒜片汤

> · 榧子、使君子仁、大蒜 各50克

榧子切碎，使君子切细，大蒜切片，同水煎取汁。每日3次，空腹服。小儿用量酌减。功效驱虫。适用于食治蛔虫病、蛲虫病，尤宜于小儿。（据《中国药膳学》）

榧槟汤

> · 榧子 30克　　· 槟榔 15克

水煎服，每日一剂，2周为一疗程。功效驱虫，消积，疏肝。可用于肝吸虫（是一种寄存在哺乳类动物或人的寄生虫）病的辅助调治。

疏肝驱虫汤

> · 当归 9克　　· 柴胡 6克　　· 青皮 6克　　· 榧子肉 24克
> · 百部 15克　　· 槟榔 15克　　· 赤芍 12克

水煎服，每日一剂，2周为一疗程。功效驱虫，消积，疏肝。可用于肝吸虫病的辅助调治。

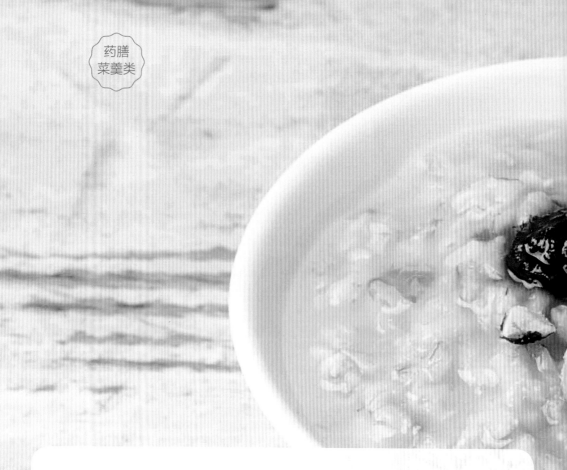

🍵 榧子牡蛎炖乌鸡

🍳|主料

乌鸡 1只

🍲|配料

榧子、茯苓、巴戟天 各15克
莲子（去心）、枸杞子 各25克

龙骨、补骨脂、代赭石、白矾 各10克
芡实 30克
琥珀、文蛤、莲花、牡蛎粉 各6克

🔒|调料

料酒、姜片、食盐、葱段、胡椒粉等
各适量

　　以上药材洗净，装入纱布袋内，扎紧口。乌鸡宰杀后，去毛、内脏及爪；姜拍松，葱切段。将以上原料一起放入炖锅内，加入清水3000毫升，置武火上烧沸，再用文火炖煮50分钟，加入食盐、胡椒粉等调味即可。佐餐食用。每日一次。功效补心益肾，固精止泄。适用于调养心神不宁、肾阳虚亏所致早泄、遗精，伴有头昏耳鸣、面色无华、心悸不宁、腰膝酸软、四肢乏力等症。

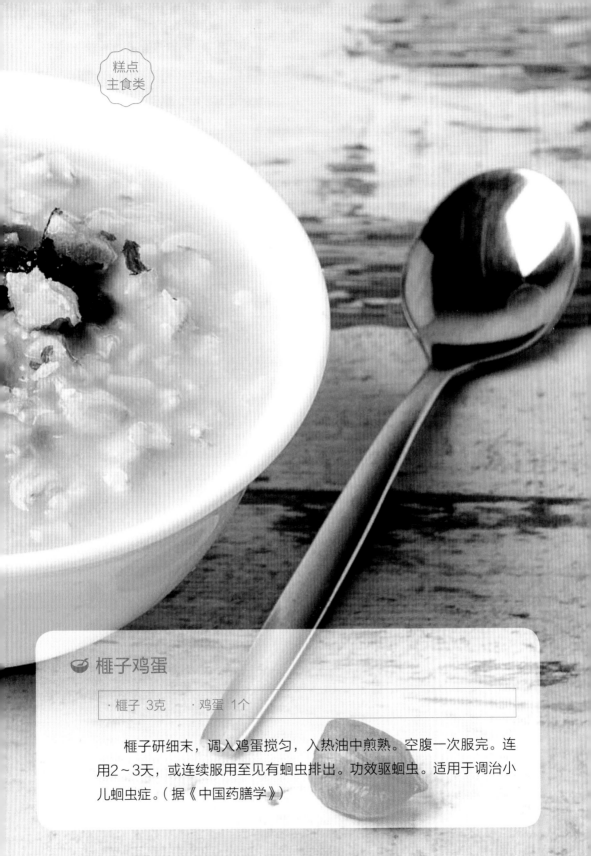

🥣 榧子鸡蛋

· 榧子 3克　　· 鸡蛋 1个

　　榧子研细末，调入鸡蛋搅匀，入热油中煎熟。空腹一次服完。连用2~3天，或连续服用至见有蛔虫排出。功效驱蛔虫。适用于调治小儿蛔虫症。（据《中国药膳学》）

东坡豆腐（古法用到香榧）

据《山家清供》记载的这款古菜肴，其制作是将豆腐用葱油煎后，再入研碎的榧子及酱同煮而成。现今烹制的东坡豆腐属于川菜系，其成品汁浓味美，清热润燥。虽也是一道色香味俱全的汉族名肴，但已没有了榧子的使用。然而如果恢复古意，仍可令榧子在其中焕发出奇异的馨香。

**中药
药性**

性味归经 甘，平。归肺、胃、大肠经。

功能主治 杀虫消积，润肺止咳，润燥通便。用于钩虫病、蛔虫病、绦虫病，虫积腹痛，小儿疳积，肺燥咳嗽，大便秘结。

**使用
宜忌**

❶ 苏轼《物类相感志》："榧子壳反绿豆。"

❷《本草衍义》："（食之）过多则滑肠。"

❸《随息居饮食谱》："多食助火，热嗽非宜。"

❹《本草新编》："凡杀虫之物，多伤气血，惟榧子不然。"

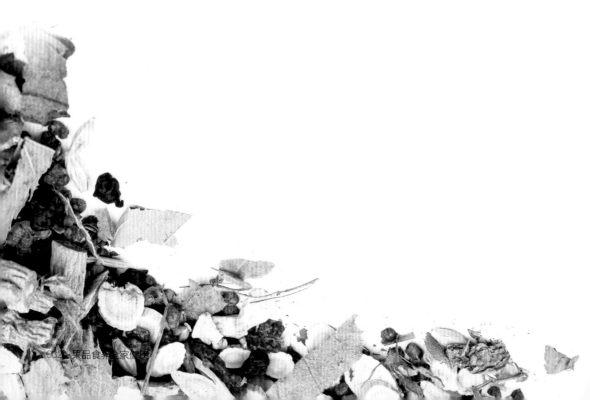

fo shou

佛手

别名 佛手柑，佛手香橼，密罗柑，福寿柑，五指柑。

一眼识药　　为芸香科植物佛手（佛手柑）的干燥果实。秋季果实由绿开始变黄将成熟时采摘。晾数天，待大部分水分蒸发后，纵切成薄片，晒干或低温干燥。

　　干燥果实为类椭圆形或卵圆形的薄皮，常皱缩或卷曲。长6~10厘米，宽3~7厘米，厚0.2~0.4厘米。顶端稍宽，常有3~5个手指状的裂瓣，基部略窄，有的可见果梗痕。外皮黄绿色或橙黄色，有皱纹及油点。果肉浅黄白色，散有凹凸不平的线状或点状维管束。质硬而脆，受潮后柔韧。气香，味微甜后苦。

食性特点　　果实可沏茶、泡酒，或用制蜜饯。
　　经蒸馏所得精油可用于调配食用香精，为高级调香原料。

◎ 佛手玫瑰茶

> ·佛手 10克   ·玫瑰花 5克

　　二者用沸水浸泡代茶饮。以佛手、玫瑰花共达疏肝理气效用。适用于调治肝郁气滞、胸胁胀痛、饮食减少等症。

◎ 佛手菊花茶

> ·佛手 10克   ·菊花 6克

　　将两者用清水漂洗后，放入砂锅中，加入适量的水煮开，等药效充分溶于水中时，去掉渣滓，将汤液倒入碗中，等到汤液变温时，代茶饮。可调入一些白糖。也可以直接将两者用开水冲泡后饮用。能舒展条达肝气，并能清除肝内郁热，肝火较旺且胸满胀闷的人，可经常服用。

◎ 佛手姜糖饮

> ·佛手、生姜 各10克

　　二者加红糖适量，煎水饮；或以沸水浸泡，代茶饮。本品以佛手疏肝理气、健胃和中，生姜健胃止呕。适用于调治肝胃气滞所致胁肋脘腹胀痛、食欲不振、呕逆少食等症。（据《食物与治病》）

◎ 佛手柑饮

> ·佛手柑 15克   ·白糖 适量

　　以沸水浸泡，加盖数分钟后代茶饮。日服数次。具有疏肝行气止痛、健脾开胃功用。适用于调治胸闷气滞、年老胃弱、消化不良、食欲不振、嗳气呕吐等症。（据《食物中药与便方》）

☺ 佛手柑粥

> · 佛手柑 10～15克   · 粳米 50克

佛手柑加水200毫升，煎至100毫升，去渣，入粳米50克和冰糖适量，再加水400毫升左右，煮成稀粥。每日2次，温热服食。具有行气止痛、健脾开胃功用。适用于调治胸闷气滞、年老胃弱、消化不良、食欲不振、嗳气呕吐等症。（据《宦游日札》）

☺ 佛手紫苏粥

> · 佛手、紫苏梗 各15克   · 粳米 30～60克

前两味水煎取汁。粳米淘净，加水煮粥，待粥将熟时，兑入药汁共煮至熟，入白糖调味，温服。功效理气解郁。适用于调治妊娠少腹胀痛、胸腹痞满等症。（据《百病饮食自疗》）

☺ 佛手三仙饮

> · 佛手鲜果 30克   · 山楂 24克   · 神曲 24克   · 麦芽 18克

佛手洗净切片，配以山楂、神曲和麦芽，水煎服，早晚各一次，或水煎服。适用于调治消化不良、饮食积滞、大便不调等症。

药膳
菜羹类

☺ 瓜络佛手猪肝汤

> · 猪肝 150克   · 丝瓜络 20克   · 合欢花、山楂 各10克
> · 佛手、菊花、橘皮 各6克   · 调味品 适量

将猪肝适量洗净切片，余药加沸水浸泡1小时后去渣取汁，放入肝片，加食盐、料酒少许，隔水蒸熟，将猪肝取出，加芝麻油少许调味服食，每日一剂。可疏肝通络，解郁理气。适用于调治女子痛经。

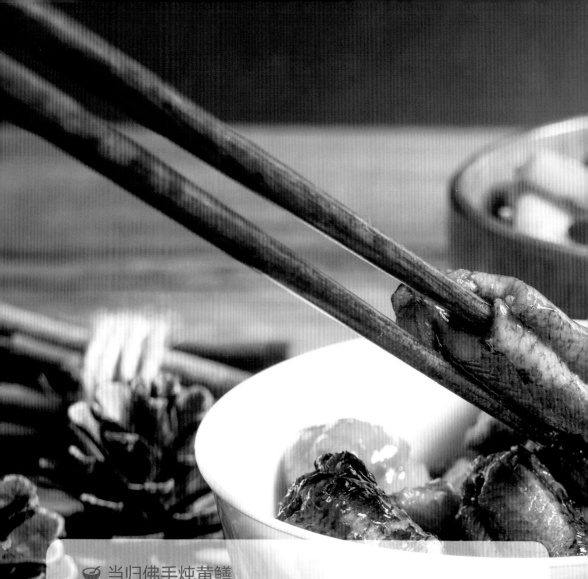

当归佛手炖黄鳝

·黄鳝 300克　　·当归 10克　　·佛手 6克　　·绍酒 15克
·姜 10克　　·葱 15克　　·盐 4克

　　黄鳝去骨和内脏切片；当归、佛手洗净切片；姜切片，葱切段。黄鳝加入盐、料酒，腌渍20分钟待用。黄鳝置炖锅内，加入当归、佛手、姜、葱、盐，放入清水600毫升。将盛装黄鳝的炖锅，置武火上烧沸，用文火炖煮35分钟即成。每日一次，每次吃黄鳝50克，随意喝汤。功效顺气祛瘀。适用于调治肋间神经痛属肝郁气滞、瘀血内阻证患者。

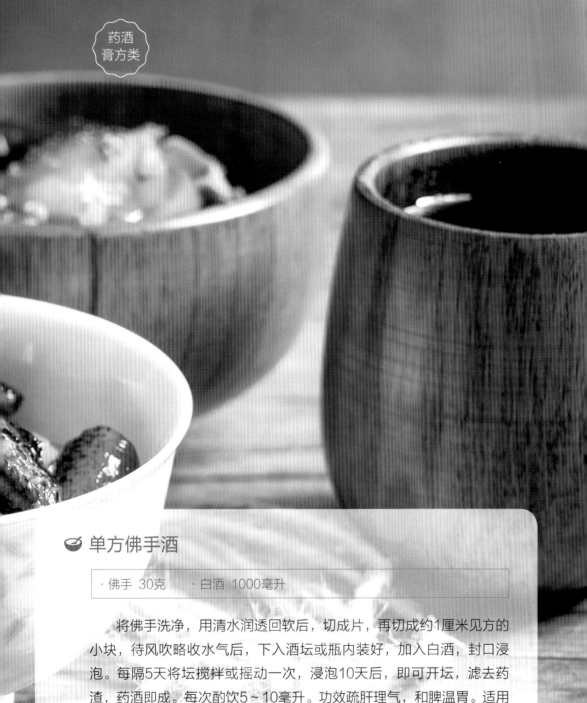

🥄 单方佛手酒

· 佛手 30克	· 白酒 1000毫升

　　将佛手洗净，用清水润透回软后，切成片，再切成约1厘米见方的小块，待风吹略收水气后，下入酒坛或瓶内装好，加入白酒，封口浸泡。每隔5天将坛搅拌或摇动一次，浸泡10天后，即可开坛，滤去药渣，药酒即成。每次酌饮5~10毫升。功效疏肝理气，和脾温胃。适用于调治胃脘胀满、脘痛如拳攻撑、连及胁痛、嗳气吐酸、大便不畅、苔多薄白、脉弦等症。（据《大众药膳》）

☺ 佛手莲桂酒

> · 佛手片、干荸荠、莲子肉、红枣、柿饼、橄榄、桂圆、薏苡仁 各30克
> · 大麦烧酒 2500毫升

将前八味捣碎切片，置容器中，加入烧酒，密封，浸泡7天后过滤，去渣备用。每次温服10~20毫升，每日服3次。功效健脾养胃、通隔开胃。适用于调治翻胃噎嗝。（据《验方新编》）

☺ 参芪佛手酒

> · 人参、黄芪（蜜炙）、茯苓、白术（炒）、灵芝、黄精（制）、制首乌、佛手、五味子、白酒 各适量

制成酒剂。每瓶450毫升分装，待用。每次温饮10~15毫升，每日服2次。功效大补气血、健脾益肾、养心安神、抗老延寿。适用于调治贫血、眩晕、健忘诸症。凡年老体弱、气血不足而眩晕不寐、健忘惊悸、贫血者，有很好的食疗作用。凡外感发热及温热病患者忌服。（据《中国基本中成药》）

☺ 砂仁佛手酒

> · 大砂仁、大佛手、大山楂 各30克　　· 黄酒（或米酒） 500毫升

将前三味捣碎，置容器中，加入黄酒，密封，浸泡7天后，过滤去渣，即成。每次饮服15~30毫升，早晚各一次。不善饮酒者，可用醋代酒浸泡，服时加冰糖适量减酸。功效理气、活血、调经。适用于调治女性经期延后、量少色暗有块、乳房胀闷不舒、时有叹息、精神忧虑、脉弦涩等症。（据《百病饮食自疗》）

☺ 佛手露酒

> · 佛手 120克　　· 五加皮 30克　　· 木瓜、青皮 各12克
> · 栀子、陈皮 各15克　　· 高良姜、砂仁、肉桂 各9克
> · 木香、公丁香 各6克　　· 当归 18克　　· 白酒 10升　　· 冰糖 1.5千克

前十二味共切粗末，装入绢布袋内，扎口，浸入酒中，以文火煮之，去药袋，入冰糖溶化，以瓷坛或玻璃瓶存贮。每日早午各温饮2～3小盅，孕妇忌服。功效疏肝理气。适用于调治肝郁气滞、脾胃不和、胸胁满闷心烦、气逆欲呕、食欲不振、胃脘胀满等症。（据《全国中成药处方集》）

著名
菜点

 蜜饯佛手（川式蜜饯）

🍲 主料		🧂 配料	
鲜佛手 500克		白糖 425克	石灰 10克

制法

①选料：原料选用果形光整、大小一致、九成熟的佛手。②切片：将佛手用清水洗净，沥去浮水，切成或刨成厚约1.5毫米的薄片。佛手过大时，须先对切为两瓣，再切或刨成片。③灰漂：将佛手片置于清石灰水中浸泡12小时左右。视佛手片颜色由白变黄时，即可捞出，沥去石灰水。④水漂：将佛手片入清水中清漂3天左右，其间每天换水2～3次，漂至水清亮，佛手片颜色转白，无石灰味时，即可捞出。⑤撩坯：将水漂后的佛手片入沸水锅中煮制5～6分钟，捞出再入清水中浸泡2天左右，其间每天换水2～3次，以漂去石灰味。⑥收锅：配成浓度为35%的糖液连同佛手片一同入锅加热煮制。先用旺火煮1小时左右，再降为中火，煮15分钟左右，视佛手坯片平整，边缘饱满，糖液浓缩至浓度为65%左右时，即可连同糖液舀入缸中静置蜜渍。⑦起货：佛手坯片静置蜜渍7天以后，可连同糖液一齐入锅，用中火煮制40分钟左右，待糖液浓缩至浓度为65%左右，佛手坯片剖面色泽一致时，即可捞出，沥净余糖液，待降温后上糖衣，即为成品。

特色

色泽鲜艳，不失原果香味，香甜适口，并有顺气化痰之功效。

中药 药性	**性味归经** 辛、苦、酸，温。归肝、脾、胃、肺经。
	功能主治 疏肝理气，和胃止痛，燥湿化痰。用于肝胃气滞，胸胁胀 痛，胃脘痞满，食少呕吐，咳嗽痰多。

使用 宜忌	药用对阴虚有火，无气滞症状者慎服。
	❶《本经逢原》："痢久气虚，非其所宜。"
	❷《本草便读》："佛手，功专理气快膈，唯肝脾气滞者宜之，阴血不 足者，亦嫌其燥尔。"

知识拓展

佛手柑变金佛手

佛手柑或称佛手，为芸香科常绿小乔木，它是枸橼的变种。果实在成熟时各心皮分离，形成细长弯曲的果瓣，状如手指，因外形长得很像佛手，故名，又名九爪木、五指橘。通常用作中药，因其果形奇特，也作为观赏植物。近年来，佛手柑被大量制作成凉果食用及出售。

佛手主产于闽、粤、川、江浙等省。其中浙江金华佛手最为著名，被称为"果中之仙品，世上之奇卉"，雅称"金佛手"。佛手的叶色泽苍翠，四季常青。佛手的果实色泽金黄，香气浓郁，形状奇特似手，千姿百态，让人感到妙趣横生。

同属植物香柠檬有时也被误称为佛手柑。但它不是药食两用品种所称的佛手的基源植物。应当注意区别。

fu pen zi

覆盆子

别名 覆盆，乌薕子，小托盘，筎薕子。

一眼识药

为蔷薇科悬钩子属植物华东覆盆子（掌叶覆盆子）的干燥果实。药材于夏初果实由绿变绿黄时采收，除去梗、叶，置沸水中略烫或略蒸，取出，干燥。

干燥果实为聚合果，由多数小核果聚合而成，呈圆锥形或扁圆锥形，高0.6~1.3厘米，直径0.5~1.2厘米。表面黄绿色或淡棕色，顶端钝圆，基部中心凹入。宿萼棕褐色，下有果梗痕。小果易剥落，每个小果呈半月形，背面密被灰白色茸毛，两侧有明显的网纹，腹部有突起的棱线。体轻，质硬。气微，味微酸涩。

食性特点

覆盆子果实酸甜可口，具有保健价值，有"黄金水果"的美誉。供食用时，可生鲜食用或制备果酱、酿酒。其深加工产品还有覆盆子巧克力蛋糕、覆盆子补血汤、覆盆子奶冻等。

其相近植物品种在欧洲久经栽培，有多数栽培品种作水果用，以树莓最为著名。

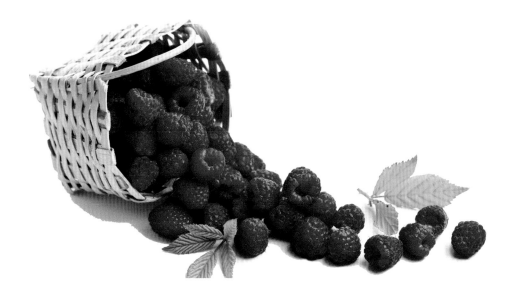

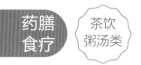
三子养精粥

> · 金樱子、覆盆子 各30克　　· 五味子 15克　　· 粳米 50克

先将金樱子、覆盆子和五味子煮15～20分钟，去渣取汁，用药汁煮米成粥。每晚睡前服食，连服1个月。有收涩固精的功用，适用于调治肾虚精关不固的遗精。

芡实覆盆子汤

> · 覆盆子 20克　　· 芡实 50克

先将覆盆子加水煮汁，取汁去渣，加入芡实，放糖少许，煮成粥食用。有收敛补肾作用。适用于调治肾虚遗尿小儿，为小儿遗尿食疗方。（据《家庭用药》）

覆盆子羊腰补肾汤

> · 羊腰（羊肾）10只　　· 覆盆子 100克　　· 面粉 250克　　· 红糖 50克

在夏初果实由绿变黄绿时采收覆盆子，去除梗叶及杂质，将采收的覆盆子放入水中略烫，晒干或烘干，研成极细末。将羊腰洗净去臊腺，切碎，微火焙干，研成细末，与覆盆子末、面粉和匀，共炒熟，装瓶备用。每日2次，每次取用30克，加红糖、温开水调服。功效补肾固本。适用于调治肾气不固型老年性尿失禁。

🥣 三子核桃猪肉益发汤

> ·猪肉（瘦）120克　　·女贞子 20克　　·菟丝子 20克
> ·覆盆子（干）20克　　·核桃 12克　　·姜 5克　　·盐 4克

　　女贞子、覆盆子、菟丝子分别洗净；核桃去壳略捣碎；瘦肉洗净备用。全部材料共置瓦煲，加水8碗，煲至出味。加姜、盐调味，去渣，即可食肉饮汤。有生发、乌发和护发的作用，有助阴虚所致的白发转为黑发。本汤辅治血虚体弱、病后失调、产后欠补、思虑太多、内分泌失调等。

🥣 覆盆子白果煲猪小肚

> ·猪小肚 100～150克　　·白果 5颗　　·覆盆子 10克　　·清水 500克
> ·盐 少许

　　将白果洗净，炒熟，去壳；猪小肚洗净，切成小块。锅中注入清水，将白果、覆盆子、猪小肚放入锅内，烧开煮熟加少许盐即成。此品香鲜微咸，大孩子吃肚，小孩可喝汤。有补肝肾、缩小便功用。适用于调治小儿夜间多尿或遗尿症。

🥣 覆盆子猪肾汤

> ·猪腰 1对（2只）　　·覆盆子（干）12克　　·核桃肉 30克　　·生姜 4克
> ·红枣 4颗

　　猪腰剖开，割开白筋膜，用水反复漂洗净，出水备用；覆盆子、核桃肉、生姜洗净；红枣去核，洗净。把全部用料放入锅内，加清水适量，武火煮沸后，文火煲约2小时，调味。吃猪腰喝汤。具有补肾功效，适用于肾虚不固证，症见腰膝酸软、眩晕耳鸣、小便频数、量多而清、夜尿多、遗精滑泄，或神疲乏力、四肢不温。

固精益肾猪肚

- 猪肚 500克　　· 覆盆子（干）100克　　· 猪脬 50克　　· 山药（干）100克
- 黄酒 20克　　· 盐 10克

　　将山药洗净、打碎，加黄酒10克湿润；将猪肚、猪脬初洗一次，用细盐将内外壁反复擦洗，再用冷水洗净。将山药、覆盆子放入猪脬内，再将猪脬放入猪肚内，空隙部分放入糯米，用线将切口缝牢，并将猪肚的两头用线扎紧。将猪肚放入大砂锅内，加水浸没，用旺火烧开。加入细盐、黄酒10克，再改用小火约煮3小时，如水量少可再加，直至猪肚烧烂，离火。稍凉后，剖开猪肚，拆线，取出糯米、猪脬、山药、覆盆子，并将猪脬切碎，一起烘干，研成粉末，装瓶。将猪肚切片后放入汤内，再煮片刻，离火。吃猪肚喝汤，配合服用糯米药粉。功效益肾气，健脾胃，固精液，缩小便。适用于身体瘦弱、消化不良、夜间尿多等症。

覆盆子公鸡汤

- 仔公鸡 1只（约750克）　　· 熟地黄 20克　　· 山萸肉 15克
- 覆盆子 15克　　· 泽泻 15克　　· 枸杞子 20克　　· 菟丝子 20克
- 山药 20克　　· 姜、葱、料酒、上汤 各适量

　　将以上药物洗净，装入纱布袋内，扎紧口。鸡宰杀后，去毛、内脏及爪。姜拍松，葱切段。将药包、鸡、姜、葱、料酒、上汤同放炖锅内，置武火上烧沸，再用文火炖煮45分钟，加入精盐、味精、胡椒粉即成。吃鸡肉喝汤。功效补肾，生精。适用于肾虚所致男子精液稀少、寒冷等病症。

回春炖盅

- 鸡腰子 40克　　· 桑椹子 30克　　· 枸杞子 30克　　· 干枣 30克
- 女贞 20克　　· 柏子仁 15克　　· 菟丝子 10克　　· 干覆盆子 10克
- 姜 3克　　· 大葱 3克　　· 江米酒 5克　　· 盐 2克

　　药材稍冲洗后，加水6杯以上大火煮开，改小火煮至汤汁剩约

2杯时，去渣。枣去核，药汤备用。鸡腰子洗净，入开水汆烫，随即捞起，洗净沥干。炖盅入枣、鸡腰子、调料及药汤，加盖入锅蒸至熟透（约20分钟），即可供食用。具有养心安神、补肾益精作用。适用于中老年人身体虚弱、腰膝酸痛、四肢冰冷、阳痿早泄、子宫虚寒等症。

薄荷覆盆子果酱（创新风味甜点）

主料	配料
冷冻覆盆子 600克	麦芽糖 150克　　细砂糖 100克
薄荷叶 10克	柠檬 1个

制法

柠檬洗净榨出果汁备用。冷冻覆盆子先置于室温中解冻，将解冻后的覆盆子放进耐酸的容器中，加入细砂糖及柠檬汁，充分拌匀至砂糖融化。将以上材料放进耐酸的锅中，先用中火煮滚，再转成小火，并加入麦芽糖继续熬煮，熬煮时必须用木勺不停地搅拌。待麦芽糖完全溶化，且酱汁略呈稠状时，便可加入薄荷叶，继续拌煮，至酱汁呈浓稠状即可。

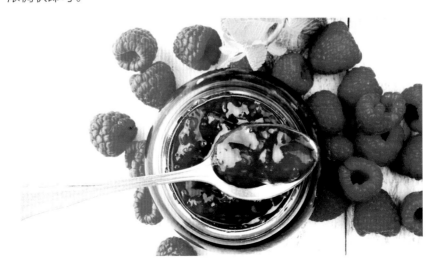

🍲 香蕉覆盆子蛋饼（创新风味面点）

🍳 主料

大麦面 1/5杯	燕麦 1/5杯	杏仁粉 2大匙	覆盆子 10个
麦麸子皮 1/5杯	鸡蛋 2个	香蕉 半根	
蛋清 2个	豆浆 2大匙		

🧂 配料

苏打粉 1小匙　　黄油 1片

📋 制法

鸡蛋和蛋清加豆浆或牛奶打匀。所有干的材料搀在一起，倒入蛋液里，搅拌均匀，不要有小疙瘩。如果觉得干时就再加一点豆浆或牛奶。最后放覆盆子和香蕉，搅拌均匀。不粘锅放入黄油，开中火，油融化后，倒入搅拌好的材料，小火烤5~6分钟，翻面再烤2~3分钟，至两面金黄即可。

📋 特点

面饼与果品的搭配，体现覆盆子果香，口味香浓。

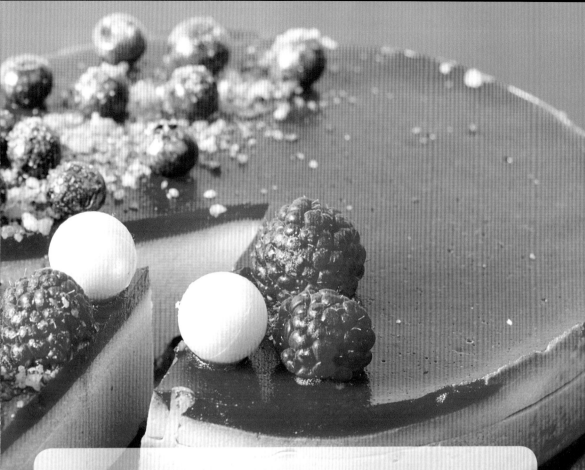

覆盆子冻芝士蛋糕（创新风味甜点）

主料

早餐饼干 60克　黄油 30克
奶酪糊（自制奶油奶酪）150克

配料

砂糖 40克　　　　鱼胶片 1片
酸奶 50克　　　　柠檬汁 15克
淡奶油 150克　　覆盆子果酱 适量

制法

　　将饼干用料理机打碎，与软化的黄油混合均匀铺在模具底部，压实放入冰箱冷藏备用。鱼胶片用冷水泡软备用；将奶油奶酪加入砂糖，隔水加热搅拌均匀；倒入酸奶搅拌均匀，加入泡软的鱼胶片。将做好的1/2奶酪糊倒入铺了饼干的模具中，舀少许覆盆子果酱放入奶酪糊，然后再将剩下的奶酪糊倒入，在表面点一些果酱，放冰箱冷藏3~4小时即可。成品颜色和味道俱佳。

中药 药性	性味归经	甘、酸，温。归肝、肾、膀胱经。
	功能主治	益肾固精缩尿，益肝明目。用于遗精滑精，遗尿尿频，阳痿早泄，目暗昏花。

使用 宜忌	药用对肾虚有火、小便短涩者慎服。
	❶《神农本草经疏》："强阳不倒者忌之。"
	❷《本草汇言》："肾热阴虚，血燥血少之证戒之。"
	❸《本草从新》："小便不利者勿服。"

知识拓展

识别覆盆子与树莓有妙招

与覆盆子相近的一种果品被称为树莓或山莓。许多人误以为树莓是覆盆子在国外的栽培品种。其实覆盆子和树莓不可混淆，虽然相似，但有差别。根本区别在于它们是两种植物。

覆盆子的原植物为蔷薇科悬钩子属植物华东覆盆子，又称掌叶覆盆子。而树莓的原植物为山莓。

山莓（树莓）为直立灌木，高1~3米；枝具皮刺，幼时为柔毛。单叶，卵形至卵状披针形。花期2~3月，果期4~6月。多野生在向阳山坡、山谷、荒地、溪边和疏密灌丛中潮湿处。除东北、甘肃、青海、新疆、西藏外，中国其余省份、朝鲜、日本、缅甸、越南均有分布。

栽培选育的树莓品种在国外又称为红树莓，由于色香味美，口感独特，且具有保健作用。树莓含有丰富的水杨酸、酚酸等物质，水杨酸被称为"天然阿司匹林"。所以，在国际市场上树莓被誉为"黄金水果""水果阿司匹林"等。但食用树莓有时会造成轻微的腹泻。

覆盆子的成熟果实同样是美味的鲜果品种。它与树莓在口感、形态等方面是相似的，但仍有细微的差别。覆盆子叫作blackberry，其果实尾部是堵住的，往往残留一小段果柄，采摘时自然断裂留在莓果中。山莓或树莓叫作raspberry，浆果尾部是空心的，尾部没有阻挡，果体内无果柄残留。树莓可以是红色的，黄色的，甚至是黑色的，多来源于栽培形成的差异。

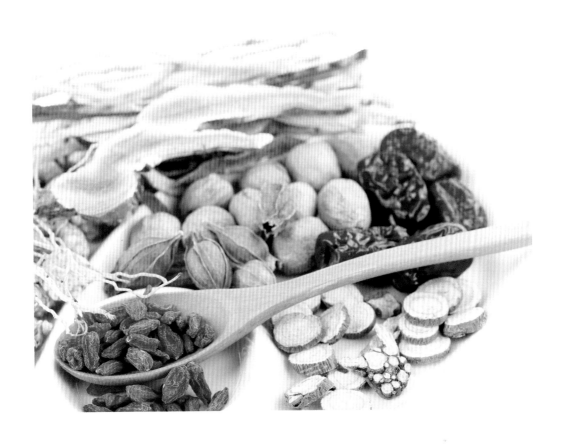

枸杞子

gǒu qǐ zǐ

别名 苟起子，杞子，狗奶子，枸杞果，地骨子，甜菜子，红青椒，枸地芽子。

为茄科植物宁夏枸杞的干燥成熟果实。夏、秋二季果实呈橙红色时采收，热风烘干，除去果梗；或晾至皮皱后，晒干，除去果梗。

干燥成熟果实呈类纺锤形或椭圆形，长1～2厘米，直径3～10毫米。表面红色或暗红色，顶端有小突起状的花柱痕，基部有白色的果梗痕。果皮柔韧，皱缩；果肉肉质，柔润。种子20～50粒，类肾形，扁而翘，长1.5～1.9毫米，宽1～1.7毫米，表面浅黄色或棕黄色。气微，味甜、微酸。以粒大、色红、肉厚、质柔润、籽少、味甘甜者为佳。

果实干鲜皆可供食用，以干品为主。亦可供饮料及酿酒等，开发多种深加工产品。

枸杞的食用在国外逐渐形成热潮，其保健作用受到推崇。在美国它被称为"中国雪果"，饮用枸杞果汁十分盛行，英美国家还风行用其泡茶、做菜。

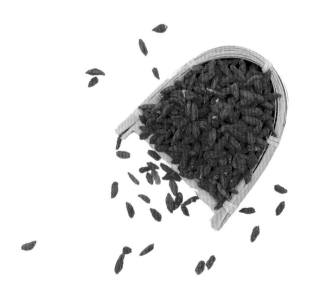

枸杞桑菊茶

> · 枸杞子 12克　　· 菊花、霜桑叶 各6克　　· 谷精草 3克

以上共为粗末，煎汤取汁，代茶饮。功效清肝明目。适用于调治两目昏花而干涩，头晕耳鸣，视力减退，以及视神经萎缩属于肝肾阴亏者。（据《瀚海颐生十二茶》）

枸杞五味茶

> · 枸杞子 6克　　· 五味子 3克

两味研细，放入盖杯中用滚开水冲泡，代茶饮之，略加白糖、食醋亦可。功效消暑清热，健脾醒胃。适用于调治疰夏（"苦夏"）虚病、食欲不振、形体消瘦等。（据《摄生众妙方》）

枸杞莲心茶

> · 枸杞子 10克　　· 白菊花 3克　　· 莲心 1克　　· 苦丁茶 3克

四者净选，同放入盖杯中，用沸水冲泡，加盖闷10分钟，即可开始饮用，代茶饮。功效滋阴肝肾，宁心安神。适用于调治肝肾阴虚型卵巢早衰，对兼有心神不宁者尤为适宜。

杞菊决明茶

> · 枸杞子 10克　　· 菊花 3克　　· 决明子 20克

将枸杞子、菊花、决明子同时放入较大的有盖杯中，用沸水冲泡，加盖闷15分钟后可开始饮用。代茶频频饮用，一般可冲泡3~5

次。功效清肝泻火，养阴明目，降压降脂。适用于调治肝火阳亢型脑卒中后遗症，症见肢体麻木瘫痪、头晕目眩、头重脚轻、面部烘热、烦躁易怒、血压增高，舌质偏红，苔黄，脉弦。

🥣 枸杞豆浆粥

> ·枸杞子 30克　　·豆浆 50毫升　　·粳米 100克

先将枸杞子、粳米分别洗净，放入锅内，加水1000毫升熬煮。米熟后加入豆浆搅拌即可食用。每日分2次早晚食用。功效补益肝肾，和养胃气。适用于调治身体虚弱、久病、手术后，以及性功能障碍、腿脚无力者。

🥣 枸杞子粥

> ·枸杞子 30克　　·粳米 200克

将枸杞子与粳米同煮，慢火煮至米熟粥成，即可服用。有补益肾气、养肝明目功用。适宜于调治腰膝酸软、头晕目眩、久视昏暗或糖尿病等症。

🥣 枸杞连叶粥

> ·枸杞子 20克　　·枸杞叶（鲜者）100克（干品30克）　　·粳米 50克

枸杞叶洗净，枸杞子加水泡发。先将粳米和枸杞叶放锅中，加水，如常法煮粥，半熟时加入枸杞子，煮至粥稠，略加白糖调味。早晚餐服用，连续15天以上。功效滋补肝肾，养血明目，益精助阳。适用于调治男性阳弱，女性阴冷，老年目暗，病后头昏。以枸杞叶之清凉滋润，弥补单用枸杞子之不足。宋代《太平圣惠方》载："枸杞粥治五劳七伤，房事衰弱；枸杞叶半斤，切，粳米二合，上件以豉汁相和，煮作粥，以五味末葱白等，调和食之。"

枸杞子乌蛇粥

> ·枸杞子 18克　·玫瑰花 3克　·桃仁 9克　·乌蛇 18克
> ·粳米 60克

前四味煎汤，去渣后入粳米煮粥。每日一剂，连食10～15剂。适用于调治冲任失调所致的荨麻疹。（据《常见病食疗食补大全》）

枸杞红枣汤

> ·枸杞子 30克　·红枣 8克　·蜂蜜 20毫升

先将枸杞子洗净，浸泡10分钟后放入锅内。红枣洗净去核，放入锅内。加水500毫升，熬煮20分钟后，加入蜂蜜拌匀即可食用。每日分两次温服。若不取蜂蜜，改加粳米，可煮成"枸杞红枣粥"，亦可。功效补肝滋肾，益气生津，养血明目。适用于调治肝肾阴虚引起的头晕目眩、视力减退、耳鸣耳胀、腰膝酸软、脱发以及肠燥便秘等症。

枸杞人参饮

> ·枸杞子 15克　·人参 6克　·蜂蜜 20毫升

将枸杞子、人参洗净，共放入煲汤锅内。加水500毫升，文火熬煮20分钟，加入蜂蜜拌匀即可饮用。每日分2次早晚温饮。功效滋补肝肾，益精明目。适用于调治糖尿病及肝肾阴虚所致头晕目眩、视力减退、腰膝酸软、阳痿遗精等症。

🥣 枸杞山药羹

> · 鲜山药 200克　　· 干莲子肉 20粒　　· 枸杞子 20克
> · 银耳 6朵　　· 冰糖 少量

鲜山药去皮，切段，与其余配料共同放入无油的瓦罐中，加清水浸泡，用小火慢炖2小时，汤液黏稠即起锅。此道甜品以山药、莲子益气健脾，以枸杞子、银耳滋阴补肾，尤为适合调治阴阳两虚的症状。如性生活过于频繁、耗伤阴精的新婚夫妻，或性生活频率较高者，可选用此汤以益精填髓，健体补身。

🥣 枸杞炖羊肉

> · 羊腿肉 1千克　　· 枸杞子 50克　　· 调料 适量

整块羊肉用开水煮透，放入冷水中洗净血沫，切块。锅中油热时下羊肉、姜片煸炒，烹入料酒，翻炒后倒入枸杞子、2000毫升清汤，加盐、葱、姜调味。功效益精补肾。适用于调治肾虚所致男子阳痿早泄，女子月经不调，性欲减退，以及年老体弱等症。若加入粳米，可煮成荤粥。（据《滋补保健药膳食谱》《宫廷颐养与食疗粥谱》）

🥣 藕粉枸杞羊肉羹

> · 羊肉 50克　　· 藕粉 50克　　· 枸杞子 10克　　· 大枣 20克

先用开水浸泡枸杞子，再用开水沏藕粉成粥，加入切成细粒的羊肉、枸杞子，大枣烘干压碎兑入，煮熟成羹。无糖尿病者可加白砂糖适量。经常服用，有健脾补肾功用，适用于调治脾肾两虚之早泄者。

枸杞牛肉方

· 熟牛胸脯肉 500克   · 枸杞子 50克   · 鸡蛋 1个   · 调料 适量

　　枸杞子一半水煎取汁浓缩至25毫升，另一半蒸熟备用。牛肉切块，放入鸡蛋、淀粉、面粉、水搅成的糊内浆匀。待锅中油五成热时，将肉下锅，逐块炸成金黄色时捞出沥油。将葱、姜、蒜、花椒及枸杞子撒于碗底，肉码于其上，填清汤，加盐、料酒调好味，上笼武火蒸30分钟取出。将汁滗至锅内，置火上，加香油、醋及枸杞子浓缩汁，沸后加味精，浇于翻扣在盘内的肉上。功效滋阴补血，强壮筋骨。适用于调治老年体弱或病后体虚、虚损羸瘦、腰膝酸软及消渴、水肿、眩晕、阳痿、遗精等症。（据《滋补保健药膳食谱》）

枸杞烧（炖）牛尾

· 带皮牛尾 1条（约750克）   · 枸杞子 50克   · 调料 适量

　　枸杞子一半水煎取汁浓缩至25毫升，另一半洗净备用。牛尾刮洗干净，剁成段，开水汆一下，洗净。牛尾、枸杞子置锅内，加入清汤1500毫升，以及料酒、酱油、葱段、姜片、精盐各适量，武火烧沸，加入枸杞子浓缩汁，转文火烧至牛尾酥烂取出，除去葱、姜。功效补肝肾，强筋骨。适用于调治肾虚、男子阳痿早泄、女子月经不调、性欲减退、腰膝酸痛等症。（据《滋补保健药膳食谱》）

枸杞炖牛肝

· 牛肝 100克   · 枸杞子 30克   · 盐 3克   · 味精 2克
· 植物油 25克   · 牛肉汤 适量

　　牛肝洗净切块，放清水中浸泡去除血水，捞出控水。炒锅置火上，注入植物油，烧至八成热时放入牛肝，煸炒一下，出锅待用。炒锅洗净置火上注入牛肉汤，放入牛肝、枸杞子，用盐调味，煮炖至牛肝熟透，即可供食用。成品肝嫩汤鲜，清淡爽口。此菜有很好的滋补肝肾、明目益精功用，能够预防孕妇贫血。

杞椹烹牛肝

> · 牛肝 50克　· 枸杞子 12克　· 桑椹 12克　· 绍酒 5克
> · 姜 3克　· 葱 3克　· 盐 3克　· 酱油 5克　· 鸡蛋 1个
> · 生粉 20克　· 白糖 10克　· 素油 20克

把枸杞子、桑椹去杂质洗净；牛肝洗净，切5厘米长、3厘米宽的薄片；姜切片，葱切段。把牛肝片放入碗内，加入生粉、酱油、绍酒、白糖、盐，打入鸡蛋，拌匀挂浆，待用。把炒锅置武火上烧热，加入素油。六成热时，加入姜、葱爆香，注入清水300毫升，烧沸，加入枸杞子、桑椹、牛肝，煮10分钟即成。每日一次，佐餐食用。功效补肝肾，益精髓。适宜于慢性肝炎、血虚、面色无华、夜盲、阳痿等症者食用。

枸杞炖牛鞭

> · 枸杞子 40克　· 牛鞭 1具　· 调料 适量

牛鞭先用温水反复浸泡，发胀去净表皮，沿尿道剖开，再用清水洗净，冷水漂30分钟，然后放入锅内，加入枸杞子、花椒、生姜、葱白、绍酒、酱油、盐、味精等，隔水炖熟即可供食用。功效暖肾壮阳，益精补髓。适用于调治阴阳两虚、精血亏损所致腰膝酸软、遗精阳痿、形寒畏冷、神疲乏力、夜尿频多等症。

枸杞肉丝

> · 精猪肉 500克　· 枸杞子、熟青笋 各100克　· 调料 适量

猪肉去筋膜，切丝；青笋切丝。锅烧热，倒入猪油，油热后下肉丝、笋丝，划散，烹黄酒，加白糖、酱油、盐各适量，放枸杞子翻炒，淋上麻油，推匀起锅。功效滋阴养肾，养血明目。适用于调治血虚眩晕、心悸、肝肾阴虚、视物模糊、肾虚阳痿、腰痛及体弱乏力、神疲等症。（据《中国药膳学》）

🥣 枸杞汁大排

> · 排骨 1千克　　· 枸杞子 30克　　· 调料 适量

枸杞子水煎取汁浓缩至30毫升。大排洗净控水后，剁成6～7厘米宽的扇面块，用刀背拍打排骨的两面，使肉松软，并在排骨下端用刀切一小口。排骨加料酒、酱油、葱段、姜末拌匀腌渍半小时，取出控去酱油汁。锅中油烧七成热，放排骨推散，翻动，约炸2分钟，呈金黄色时，捞出沥油，装盘。另锅上火，入香油烧热，加白糖、番茄酱各适量，以及枸杞浓缩汁、清汤少许，烧开后用湿淀粉勾水芡，浇入装盘之排骨上。功效滋阴补血，明目健身。适用于调治体虚乏力、神疲、血虚眩晕、心悸、肾虚阳痿、腰痛及贫血、性功能低下、神经衰弱等症。（据《滋补保健药膳食谱》）

🥣 枸杞黑豆排骨汤

> · 枸杞子 20克　　· 黑豆 30克　　· 猪骨（或羊骨） 300克
> · 大枣 20枚　　· 姜片、葱段、精盐、黄酒 各适量

将枸杞子、黑豆、大枣和猪骨洗净后同入锅中，加适量清水，先用大火烧沸，加黄酒、精盐、姜片、葱段等调料，改小火煨炖至黑豆烂熟，汤汁黏稠即成。每天服用。本品富含高蛋白，能够强筋壮骨、滋补肝肾、明目强身。适用于调补肝肾阴虚、头晕耳鸣、午后发热、手足烦热、遗精盗汗等症。（据《疾病的食疗与验方》）

🥣 枸杞酱肘

> · 猪肘子 1个　　· 枸杞子 10克　　· 当归 10克　　· 桂皮 10克
> · 黄精 10克　　· 盐、料酒、八角、糖 各适量

用各种调料煮猪肘至熟烂。佐餐食用。功效养血润燥。适用于调养干燥综合征、皮肤干燥症等。（据《疾病的食疗与验方》）

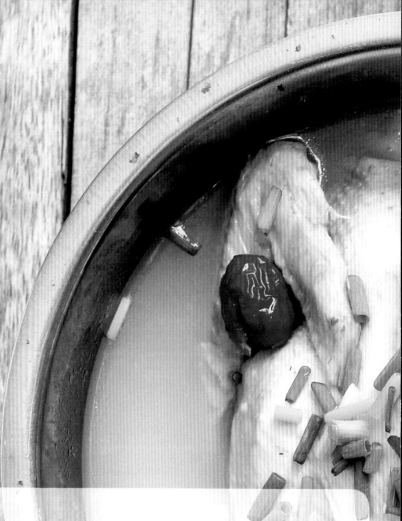

🍲 软炸枸杞猪肝

· 猪肝 200克	· 枸杞子 20克	· 鸡蛋 120克	· 面粉 200克
· 酱油 10克	· 料酒 10克	· 胡椒粉 2克	· 盐 5克
· 菜油 少许	· 花生油 500克（实耗60克）	· 花椒 少许	

　　将猪肝洗净切片，放入盐、酱油、料酒、胡椒粉腌渍一会。枸杞子剁碎，倒入猪肝中搅匀。将鸡蛋打入碗中，倒入面粉调成糊，拌入少许菜油。锅置火上，放入油烧热，将猪肝片沾满面糊，一片片放入油锅炸熟，第一遍全部炸完后，将油锅烧热后，再入猪肝炸第二遍，捞出装盘。花椒炒熟擀碎，加入少许盐撒于猪肝之上即可。猪肝外酥里嫩，有养血、补肝明目功用。

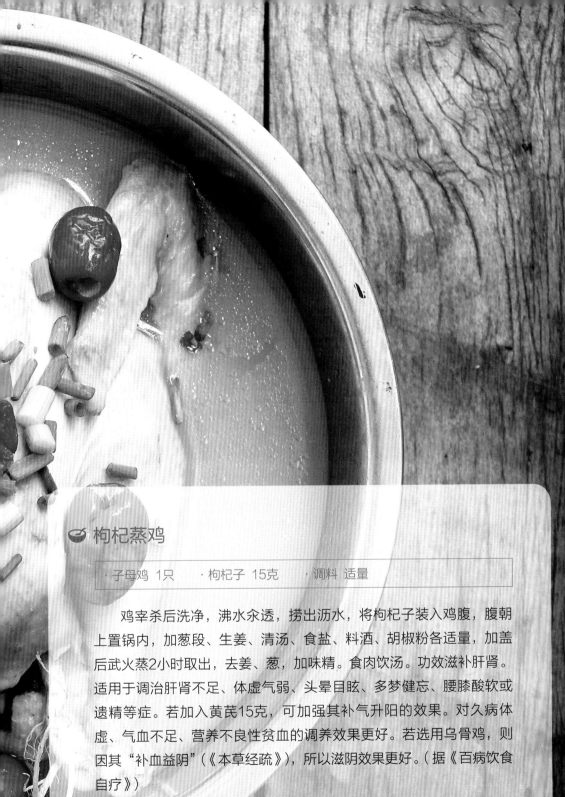

🥣 枸杞蒸鸡

·子母鸡 1只	·枸杞子 15克	·调料 适量

　　鸡宰杀后洗净，沸水汆透，捞出沥水，将枸杞子装入鸡腹，腹朝上置锅内，加葱段、生姜、清汤、食盐、料酒、胡椒粉各适量，加盖后武火蒸2小时取出，去姜、葱，加味精。食肉饮汤。功效滋补肝肾。适用于调治肝肾不足、体虚气弱、头晕目眩、多梦健忘、腰膝酸软或遗精等症。若加入黄芪15克，可加强其补气升阳的效果。对久病体虚、气血不足、营养不良性贫血的调养效果更好。若选用乌骨鸡，则因其"补血益阴"（《本草经疏》），所以滋阴效果更好。（据《百病饮食自疗》）

🍲 枸杞桃仁鸡丁

·嫩鸡肉 500克　　·枸杞子 30克　　·核桃仁 150克
·调料 适量

将鸡肉洗净切丁，加食盐、黄酒、味精、胡椒粉、蛋清、水生粉调匀上浆，另将食盐、白糖、胡椒粉、鸡汤、麻油、水生粉调成芡汁备用。锅中放猪油中火烧至五成热时，下核桃仁，用温火炸透，倒入枸杞子，翻炒片刻即起沥油。锅中放猪油烧到五成热时，投鸡丁入锅快速滑散，即可盛起。锅内留余油，大葱、姜、蒜稍炒，再投鸡丁，并将芡汁倒入速炒，再投入核桃仁和枸杞子，炒匀即成。功效补肾强腰，明目益精。适用于调治精血不足、虚劳咳喘、目昏视蒙、记忆力下降等症。

🍲 杞子南枣煲鸡蛋

·枸杞子 15~30克　　·南枣 6~8枚　　·鸡蛋 2个

先将鸡蛋煮熟去壳，然后与枸杞子、南枣同煮。吃鸡蛋饮汤，每日或隔日一次，一般三次即可见效。功效补心脾，益气血，健脾胃，养肝肾。适用于调治遗精、早泄、头晕眼花、精神恍惚、心悸、健忘、失眠、神经衰弱以及贫血等慢性消耗性疾病。（据《家庭食疗手册》）

🍲 杞精鹌鹑汤

·鹌鹑 1只　　·枸杞子、黄精 各30克　　·葱、姜、精盐等 各适量

将鹌鹑去毛及内脏，洗净沥干，将枸杞子、黄精装入鹌鹑腹内，锅中加水适量，放调料，文火炖2小时，临熟调味。佐餐食，每日2次。功效补肾益精，养肝明目。适用于调治肝肾不足、精血亏虚所致性功能减退、早泄、遗精或疲劳乏力、腰膝酸软、眩晕健忘等症。

🍲 枸杞兔丁

·兔肉 500克　　·枸杞子 10克　　·生姜 10克　　·葱 10克
·鸡蛋清 2个　　·骨汤 70毫升　　·调料 适量

兔肉去筋膜，洗净切丁，蛋清调干豆粉、精盐上浆，用料酒、精盐、胡椒粉、骨汤调成料汁。待锅中猪油烧至六成热时，下入兔丁快速翻炒，放姜片、葱花翻炒，倒入料汁勾芡，放入枸杞子炒匀。佐餐或单食。功效补肝肾，益脾胃。适用于调治肝肾阴虚所致头晕眼花、耳鸣乏力、腰膝酸软及糖尿病等。（据《家庭药膳》）

🥣 枸杞烧鲫鱼

·活鲫鱼 500克　·枸杞子 20克　·香菜、葱 各10克
·姜 5克　·料酒 15克　·味精、胡椒粉 各3克
·食盐、香油、素油 各适量　·清汤 500毫升

将鲫鱼去鳞、鳃、内脏，洗净，用开水略烫一下，在鲫鱼身上，每隔5厘米斜刀切成十字花刀；香菜切2厘米长的段；葱切成细丝和葱花。炒勺置武火上烧热，放入素油，依次投入胡椒粉、味精、盐。同时将鲫鱼放在开水锅内烫4分钟，使刀口翻起并去腥味，取出放入汤内。将枸杞子下入锅内。烧沸，再用文火煎煮15分钟，加入葱丝、香菜段，撒入香油即成。佐餐或单食。功效温中益气，抗老益寿，利湿除满。适用于调养老年脾胃虚弱、气血亏损、食欲不振、纳少乏力、精神倦怠以及水肿湿满等症。（据《中国的药膳传说与制作》）

🥣 枸杞油爆虾

·河虾 500克　·枸杞子 30克　·调料 适量

枸杞子一半水煎取汁浓缩至15毫升，另一半置碗内上笼蒸熟；河虾剪须、洗净、控水。锅上火烧热，放植物油，烧至八成热时，分两次将虾下入，炸至虾壳发脆，捞出控油。锅内留余油约100克，放入葱末、姜末、白糖、料酒、精盐各适量，倒入枸杞子浓缩液、清汤，烧开，待汁稍稠，倒入虾及蒸熟的枸杞子，翻炒后加入香油，翻勺出锅。功效滋肾助阳。适用于调养肾虚阳痿、遗精早泄、小便频数或失禁等症。（据《滋补保健药膳食谱》）

参杞烧海参

· 水发海参 300克　　· 党参 10克　　· 枸杞子 10克
· 玉兰片 50克

　　水煮党参片提取浓缩液20毫升，其余蒸熟；海参顺直切块用沸水烫好；玉兰片切薄片。锅内放素油35克，烧热，放入葱煸香，放入海参，加酱油、料酒、白糖等略炒，加入清汤75克煮沸，至汤汁适宜时，加入玉兰片、枸杞子及党参浓缩液，淀粉勾汁，淋上花椒油即成。功效补脾胃，益精血。对体倦乏力、头晕眼花、腰膝酸软、阳痿遗精、小便频数、慢性肝炎、糖尿病、贫血、肺结核、神经衰弱者，都是较好的保健菜肴，也用作癌症患者的辅助食疗。

枸杞炖甲鱼

· 枸杞子 20克　　· 甲鱼 1只（约500克）
· 姜、葱、精盐、料酒 各适量

　　将甲鱼杀后去内脏洗净，再将枸杞子洗净后放入甲鱼腹中入锅。加清水及上述调料，先以大火煮沸，再改用小火煨炖至甲鱼肉熟烂，加少许味精即成。佐餐吃甲鱼肉，嚼枸杞子，饮汤。功效滋补肝肾。

糕点
主食类

杞子八宝饭

· 枸杞子 30克　　· 糯米 500克
· 薏米、白扁豆、莲子肉、核桃肉、龙眼肉 各50克
· 糖青梅 25克　　· 红枣 20枚　　· 白糖 100克

　　将枸杞子、薏米、扁豆、莲子用温水泡发，洗净，放锅内煮熟备

用。红枣洗净去核，泡发。核桃肉炒熟，龙眼肉、糖青梅装入盆内备用。糯米淘净后蒸熟备用。取碗，内涂猪油，碗底摆好青梅、枸杞子、龙眼、红枣、核桃、莲子、扁豆和薏米，最后加满糯米饭，上蒸笼蒸约20分钟至熟，把杞子八宝饭扣在圆盘中，用白糖加水熬汁，浇在饭上即可。当主食或点心吃。功效健脾养胃，益阴滋肾，和肝安神。适用于调养老年体弱、纳呆食少、消渴、大便稀溏、失眠易惊、记忆力减退、慢性肝病等。此品在八宝饭的基础上加入枸杞子，增强了补肾养肝的作用。

🥣 参枣杞子饭

·党参 10克　　·大枣 20枚　　·枸杞子 15克　　·糯米 250克
·白糖 50克

将党参片、大枣和枸杞子加水泡发，煎煮半小时，捞出党参、枸杞子和大枣，汁液备用。糯米淘净后，作糯米饭蒸熟，上面摆上大枣和枸杞子。备用汁液加白糖用文火熬浓汁，浇在大枣杞子饭上即可。可作主食或点心食用，一般分二三次食完。功效益气补血，健脾和胃，补肾生精，养血明目。适用于调养体虚气弱、乏力倦怠、心悸失眠、食欲欠佳、脾虚便溏、肾亏遗泄、腰膝酸痛、老眼昏花。

🥣 枸杞面茶汤

·面粉 3千克　　·白糖 1500克
·枸杞子、核桃仁、松子仁 各500克　　·瓜子仁 240克
·芝麻油、羊油、麻油 各500克　　·芝麻 2千克　　·松萝茶 90克

面粉炒成黄色，枸杞子炒干研成面，芝麻炒香，核桃仁、松子仁、瓜子仁均炒香。羊油、麻油放锅内烧温，倒入炒面炒一会，把芝麻油徐徐倒入，再稍炒，把松萝茶、核桃仁、松子仁、瓜子仁放在里面拌匀，盛入瓷器。临食用时用水和开，入锅煮沸数分钟即可。功效滋肾润肺，补肝明目。适用于调养老年人慢性支气管炎、肾不纳气、肺燥作咳、肝血不足、双目昏花、津枯肠燥、便秘便涩诸病症。宜经常服用。(据《中医保健食谱》)

🥣 枸杞山药扁豆饼

> · 枸杞子 30克　　· 鲜山药 100克　　· 鲜扁豆 50克
> · 红枣肉 50克　　· 白面 250克　　· 白糖 适量

　　枸杞子洗净捣碎，鲜山药切片后捣成泥状，鲜扁豆切小块，红枣肉研成泥，掺入白面和匀，常法制成薄小饼，烙成焦黄色。作主食或点心。功效滋肾养肝，健脾和胃，益气调中。适用于调养脾虚气弱、健运失司所致大便溏泻、脾虚生化不足、肝血失养所致面黄肌瘦、乏力倦怠、肾气不足所致遗泄和腰膝酸软等症。

🥣 枸杞臊羹面

> · 白面条 100克　　· 枸杞子 20克　　· 羊腰子 1对
> · 胡椒、盐、醋、葱、姜等调料 适量

　　羊腰子去筋膜，煮熟后切片。面条加水煮熟，初沸时加入羊腰片和枸杞子，数滚煮熟后加入佐料即可。作正餐食用。功效健脾益肾，聪耳明目。适用于调养肾虚引起的腰酸乏力、小便频多、阳痿早泄、耳鸣目糊，亦适用于体质虚弱、少气懒言、食欲欠佳者。

🥣 枸杞山药茯苓包

> · 枸杞子 20克　　· 山药粉 50克　　· 茯苓粉 50克
> · 面粉 500克　　· 白糖 150克　　· 猪油 适量

　　枸杞子洗净切碎。山药粉、茯苓粉放入容器中，加水浸泡成糊，上笼用武火蒸30分钟后取出。取面粉100克，与白糖、猪油少许、枸杞碎调成馅。余下的面粉加水揉成面团，再加发面揉匀，静置两三个小时，至发起后放碱揉匀，分成若干剂子，加入馅料做成包子，上笼蒸熟。每日早晚食用。功效健脾和胃，补肾涩精。适用于调养脾胃虚弱之食少纳呆、消渴、肾气亏虚之尿频、遗精、遗尿等症。

枸杞栗子糕

· 枸杞子 50克　　· 板栗 500克　　· 白糖 200克

　　枸杞子洗净略泡发。板栗煮后剥皮，放碗内上笼蒸熟，取出，加糖，压成栗子泥，同时和入枸杞子，拌匀。把枸杞栗子泥压入糕模中即成。每日早晚餐服用。功效补肾壮腰膝，健脾养胃，养肝明目。适用于调养腰脚无力、腰膝酸软、遗精、白带、头目昏眩、久病体弱、小儿筋骨不健、老年人头昏目花、脾虚便血等症。

枸杞桑椹糕

· 枸杞子 25克　　　· 桑椹（紫黑者佳）25克　　　· 米粉 250克
· 白糖 150克

　　将枸杞子、桑椹洗净在温水中略泡发。米粉用水湿润后，撒在蒸笼的屉布上，加盖，用武火蒸约20分钟，取出放冷，再摊在净布上，用刀压平，撒上枸杞子，上面再铺一层米粉，上笼再蒸约10分钟即可。把糕切成4厘米长、3厘米宽的小块，早晚食用。功效滋补肝肾，养血安神。适用于调养肝肾亏虚、体质虚弱、头目昏眩、失眠易惊、血虚萎黄、腰膝酸软等症。

枸杞蒸蛋

· 鸡蛋 2个　　· 枸杞子 10克　　· 熟猪油 40克　　· 鲜汤 120克
· 精盐 1克　　· 酱油 8克　　· 味精 2克　　· 湿淀粉 10克

　　用新鲜鸡蛋破壳入碗中搅散，加精盐、味精、湿淀粉，用冷鲜汤调成蛋糊备用。枸杞子用温开水去泥沙，开水浸涨。将装蛋糊之碗入笼，用旺火开水蒸10分钟，撒上枸杞子再蒸5分钟。熟猪油与酱油一起蒸化，淋在蛋面上即成。此菜质地细嫩，味道鲜美，营养丰富，老幼均宜。功效补肝肾，益精血。适用于消渴、目昏、腰痛、膝痛等症。

枸杞子酒

> · 枸杞子 2升　　· 清酒 3升

将枸杞子捶碎，加入清酒3升中，不断摇晃，酒浸7天后，漉去滓，任意饮之，勿致醉。功效补虚，长肌肉，益颜色，肥健人。（据《延年方》）

枸杞地黄酒

> · 枸杞子 1.5千克　　· 生地黄汁 3升　　· 白酒 2升

枸杞子以好酒2升，于瓷瓶内浸20日，开封后再放入地黄汁同浸，勿搅之，封口。空腹温饮适量。功效补益精血，乌黑须发，洁白肌肤，使行动轻捷，兼治妇女带下。（据《圣济总录》）

枸杞菖蒲酒

> · 枸杞子 50千克　　· 石菖蒲 2.5千克

石菖蒲切细，合枸杞子，用水四石煮取一石六升，去渣，酿二斛半，至酒熟。稍稍饮之。功效补肝肾，化浊通络。适用于调治中风致四肢不遂、行步不正、口急等症。（据《备急千金要方》）

补益杞圆酒

> · 枸杞子 150克　　· 龙眼肉 200克　　· 白酒 1000毫升

枸杞子与龙眼肉用白酒1000毫升浸泡，14天即成。每服20毫升，一日两次。功效补心滋肾，益智安神。适用于调治头昏眼花、失眠多梦、心悸怔忡等症。（据《中国医药大辞典》）

枸杞龙眼膏

·枸杞子、龙眼肉 各等量

将枸杞子和龙眼肉以文火多次煎煮，煮熟绞烂，去渣取汁熬成膏滋。每次10~30克，每日3次，温开水冲饮。可益气养血，适用于调养冠心病心绞痛、胸痛隐隐、头晕心悸、唇舌色淡、脉细结代等症。

杞精膏

·枸杞子、黄精 各等份   ·蜂蜜 适量

枸杞子、黄精加足量水，以小火多次煎熬，去渣浓缩后，加蜂蜜混匀，煎沸，待冷成膏备用。每次取1~2汤匙，沸水冲服。功效补肝肾，益精血，活血养颜。适用于调治早衰、肝肾精血不足、腰酸体倦、耳鸣头晕、容颜枯槁等症。（据《遵生八笺》）

著名菜品

枸杞海参鸽蛋（川菜系）

主料		配料
水发海参 2只	枸杞子 15克	花生油 1500毫升
鸽蛋 12个		鸡汤、调料 各适量

制法

海参洗净后入热水焯两遍，用刀尖在腔壁切棱形花刀。鸽蛋凉水下锅，文火煮熟，捞出过凉水，去壳并滚上干豆粉，待锅中油沸时下入，表面炸成黄色捞出。锅中注油50毫升，沸时下葱、姜煸炒，倒入鸡汤，煮3分钟后去葱、姜，入酱油、料酒、胡椒面、海参，沸后去浮沫，文火煨约40分钟，加入鸽蛋和枸杞子，再煨10分钟，取出摆盘。汤汁留锅中，水豆粉勾芡，淋上沸猪油，浇在海参、鸽蛋上即成。

随意食用。功效补肾填精，益气养血。适用于调治精血亏损、虚弱劳怯、肝虚目暗等症。（据《天府药膳》）

🍲 枸杞鸡丁（著名药膳菜谱）

🍴 主料		🧂 配料	
鸡脯肉 250克	枸杞子 12克	葱花 10克	精盐 1克
净青笋 50克		酱油 10克	菜油 150克
		湿淀粉 15克	醋 1克
		绍酒 10克	

制法

鸡脯肉、青笋均切丁。鸡丁加精盐、湿淀粉9克拌匀。醋、酱油、湿淀粉兑成料汁。炒锅置旺火上，下菜油烧六成热，下鸡丁炒散，再撒入葱花、枸杞炒匀，倒入料汁炒匀，起锅入盘。

特点

功效滋养肝肾，益气补虚。适用于调养肝肾亏虚所致体虚气弱、头昏眼花、四肢无力等症，以及用于产妇产后调养。（据《养生食疗菜谱》）

🍲 枸杞爆肝尖（著名药膳菜谱）

🍴 主料		🧂 配料	
生猪肝 250克		蛋清 1个	调料 适量
枸杞子、水发玉兰片 各50克			

制法

枸杞子一半水煎取汁浓缩至25毫升，另一半上笼蒸熟备用。肝切片，放开水锅内焯一下，冲净后以净布搌开，放碗内，加蛋清及水淀粉、盐少许，抓匀浆好。将锅置火上，加猪油烧至稍热，下肝尖，用勺推开，至肝发亮时捞出，倒出余油。将玉兰片、豌豆及枸杞子下锅，加清汤20毫升、枸杞子浓缩汁、料酒、盐、葱末、姜末、蒜末、水淀粉，搅后下肝尖，炒匀后盛盘。

　　此品依据中医学以脏补脏理论，取猪肝的补益作用与枸杞子补益肝肾之性相和。功效滋补肝肾，益精明目。适用于调养肝肾阴虚、视物模糊、迎风流泪等症。（据《滋补保健药膳食谱》）

红杞活鱼（川菜系）

主料		
活鲫鱼 3条（约750克）	白胡椒粉 3克	姜 10克
枸杞子 15克　　芫荽 10克	盐 3克	味精 1克
配料	奶汤 50克	清汤 500克
葱 15克　　　　醋 10克	猪油 50克	
芝麻油 10克　　料酒 10克		

制法

　　鲫鱼去鳍、鳃、鳞，剖腹去内脏，用沸水略汆，凉水洗净，在鱼身上剞成十字花刀。芫荽洗净切段；葱部分切丝，少许切花。将锅烧热，依次下猪油、清汤、奶汤、姜末、葱花、胡椒粉、味精、料酒、盐，熬成汤汁。同时用另一锅注入清水烧沸，放入鲫鱼煮约4分钟（以去腥味）捞出，放入汤锅内，然后将枸杞子洗净入锅，先用旺火烧沸，后移文火炖20分钟，加入葱丝、芫荽、醋、芝麻油调味即成。

特点

　　此菜白洁鱼肉点缀鲜红枸杞，色彩美观，肉质鲜嫩，汤汁乳白，鲜香味醇，并具有温中益气、健脾利湿之功用。

中药药性

性味归经　甘，平。归肝、肾经。

功能主治　滋补肝肾，益精明目。用于虚劳精亏，腰膝酸痛，眩晕耳鸣，阳痿遗精，内热消渴，血虚萎黄，目昏不明。

使用宜忌

　　药用对外邪实热、脾虚有湿及泄泻者忌服。

❶《本草汇言》："脾胃有寒痰冷癖者勿入。"

❷《本经逢原》："元阳气衰，阴虚精滑之人慎用。"

❸《神农本草经疏》："枸杞虽为益阴除热之上药，若病脾胃薄弱，时时吐泻者勿入，须先治其脾胃，俟泄泻已止，乃可用之。即用，尚须同山药、莲肉、车前、茯苓相兼，则无润肠之患矣。"

❹《本草正》："虽谚云离家千里，勿食枸杞，不过谓其助阳耳，似亦未必然也。"

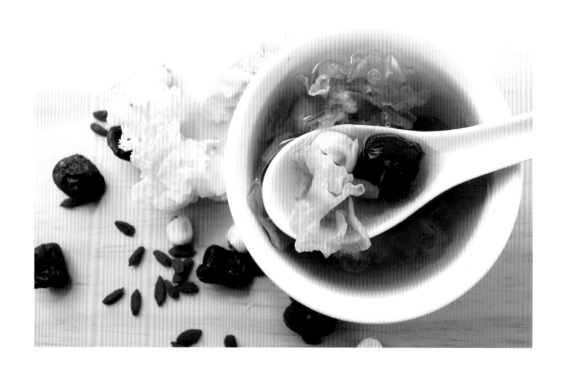

莲子

lian   zi

别名　藕实，莲实，泽芝，莲肉，莲米。

一眼识药　为睡莲科植物莲的干燥成熟种子。秋季果实成熟时采割莲房，取出果实，除去果皮，干燥。

干燥种子略呈椭圆形或类球形，长1.2～1.8厘米，直径0.8～1.4厘米。表面浅黄棕色至红棕色，有细纵纹和较宽的脉纹。一端中心呈乳头状突起，深棕色，多有裂口，其周边略有凹陷。质硬，种皮薄，不易剥离；子叶2片，黄白色，肥厚，粉质，中有空隙，具绿色"莲子心"。气微，味甘、微涩；莲子心味苦。

食性特点　食用干果，传统珍贵滋补食品。

莲子鲜嫩时可生鲜食用，脆嫩味甜且富有汁液；干品食用时须去皮、去心，称莲子肉、干莲肉，或简称莲肉。

莲子心单独使用，味苦，性寒，具有清心去热、止咳等功效，药用与茶饮皆宜。

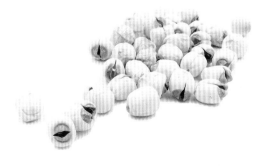

🥣 莲子粥

> · 莲子（去心）30克　　· 粳米 100克

　　莲子研如泥，与粳米煮粥，空腹食。功效健脾益气，宁神益志。适用于调治心脾气虚、心神不宁、心悸、怔忡、乏力、失眠、遗精、久泻、淋浊、目暗不明等症。（据《饮膳正要》）

🥣 莲子芡实粥

> · 莲子（去皮、心）30克　　· 芡实仁 15克　　· 白茯苓 50克
> · 海松子（细研）10克　　· 粳米 30克

　　前三味研末，再入松子、粳米煮粥。食时加蜂蜜少许，任意食。功效健脾益精固涩。适用于调治脾虚泄泻等，常食补五脏，安心神，聪耳明目。（据《济众新编》）

🥣 莲薏粥

> · 莲子（去皮）30克　　· 薏苡仁 30克　　· 粳米 50克

　　水煮作粥，分数次温食。功效健脾祛湿，除烦清热。适用于调治脾虚泄泻、大便清稀、津液亏耗、口渴欲饮等症。（据《寿世传真》）

🥣 莲子饭焦粥

> · 莲子 50克　　· 饭焦（锅巴）、白糖 各适量

　　莲子、饭焦加水，文火煮粥，莲子烂熟后调入白糖。早晚餐温热服食。功效健脾涩肠，益气消食。适用于调养脾胃虚弱、食欲不振、消化不良、大便溏泄等症。（据《医学从众录》）

🍲 莲子参汤

> · 莲子 50克　　· 人参 1克　　· 红枣 5克　　· 冰糖 30克

　　前三味入瓦盅内，加水100毫升，加盖，笼蒸2小时后放入冰糖，继续蒸1小时。早晚食。功效补肾健脾，养心安神。适用于调治虚烦失眠、食欲不振、男子遗精腰酸、女子体虚白带过多等症。(据《家庭药膳》)

🍲 莲子银耳汤

> · 莲子 9克　　· 山药 15克　　· 银耳 6克　　· 鸡蛋 1~2个
> · 砂糖 适量

　　莲子去皮、心，银耳发好，与山药三味共煎汤，打入鸡蛋，调入砂糖。每晚服一剂。功效养心补脾，益肾涩精。适用于调治肾虚酸软、遗精、失眠多梦等症。(据《中国药膳学》)

🍲 莲子龙眼汤

> · 莲子 30克　　· 芡实 30克　　· 薏苡仁 30克　　· 龙眼肉 8克
> · 蜂蜜 适量

　　将前四味加水500毫升，微火煮1小时即成。蜂蜜调味，可一两次服完。功效健脾益气，补血润肤，美白面容。适用于皮肤粗糙黝黑、皱纹较多者。宜常服以取得较好效果，但大便溏薄者不宜食用。(据《回春健康秘诀》)

药膳
菜羹类

🍲 莲子苡仁排骨

> · 排骨 2500克　　· 莲子 30克　　· 薏苡仁 50克　　· 冰糖 500克
> · 调料 适量

莲子去皮、心，与薏苡仁同炒香捣碎，水煎取汁。排骨洗净，放药液中，加拍破的生姜、蒜、花椒，煮至七成熟，去泡沫，捞出晾凉。将汤倒另锅内，加冰糖、盐，文火煮至浓汁，倾入排骨，烹黄酒，翻炒后淋上麻油。佐餐服食。每日一次，连用7～10天。功效补气健脾。适用于调治脾虚气弱诸症。（据《良药佳馔》）

☺ 莲子百合煲瘦肉

> · 精瘦肉 200克　　· 莲子、百合 各30克

莲子、百合清水浸泡30分钟，精瘦肉洗净，置于凉水锅中烧开焯一下捞出。锅内重新放入清水，将莲子、百合、精瘦肉一同入锅，加水煲熟，可适当放精盐、味精调味。功效清润肺燥止咳，交通心肾，固摄精气。慢性支气管炎、肾虚精关不固而遗精，可选用进行辅助食疗。

☺ 莲子猪心

> · 猪心 1具　　· 莲子 15克

莲子去皮、心。猪心洗净，剖开，放入莲子，扎口，置砂锅内煮至猪心熟烂，入盐调味。食猪心、莲子，饮汤。功效养心安神，健脾补肾。适用于青少年生长旺盛时期或消耗过大时段的滋补强身之饮食调养。（据《百病饮食自疗》）

☺ 莲子猪肚

> · 猪肚 1个　　· 莲子（去心）60～90克　　· 调料 适量

莲子装入洗净的猪肚内，缝合后放盘内隔水炖熟，取出切细丝，与莲子同放盘内，调入麻油、盐、葱、姜、蒜等拌匀。或先将莲子加水蒸烂；猪肚切片，加水、姜、黄酒煮沸，撇去浮沫，转用文火煮烂，投入莲子（连汁），加葱、盐、味精调味。单食或佐餐。功效补虚健脾，益气养胃，利水消肿，固肾涩精。适用于调养中老年人消瘦食少、泄泻、水肿，以及慢性肝病、肾虚遗精等症。中医脏器疗法倡导

同气相求，以胃补胃，尤其适合胃病初愈者食用。（据《医学发明》）

🥣 莲子枸杞煲猪肚

> ·猪肚 1个　　·莲子 100克　　·枸杞子 20克
> ·葱、料酒 各20克　　·盐、姜 各5克　　·味精、胡椒粉 各3克

　　将莲子洗净去心；枸杞子洗净去果柄、杂质；猪肚反复用水冲洗干净；姜拍松，葱切段。将猪肚、莲子、枸杞子、姜、葱、料酒放入煲内，加入清水适量，置武火上烧沸，再用文火煲45分钟，加入盐、味精、胡椒粉即成。功效养心安神，补脾止泻，益智固精，补肝明目。适用于调养脾虚腹泻、遗精、白带异常、视物不清、肌肤不润、面色无华等症。此方莲子补脾胃，枸杞子补肝肾，猪肚补脾胃是用中医"以脏补脏"理论。（据《中国的药膳传说与制作》）

🥣 莲子鸡丁

> ·净鸡肉 250克　　·莲子、鸡清汤、熟猪油 各60克
> ·香菇、水发玉兰片、料酒、玉米粉 各10克
> ·火腿、鸡油 各6克　　·蛋清、盐 各适量

　　鸡肉去筋后切丁，用玉米粉拌匀，香菇、玉兰片、火腿肉切成小菱形块，莲子去皮、心煮熟，沥去水分备用。将鸡丁用热油滑至七成熟，沥去油，放入配料、料酒、盐，勾上玉米粉或淀粉，淋上鸡油6克，加入莲子翻炒，出锅时加入味精。功效健脾补肾，养心强身。适用于调养体虚失眠、心烦不安、遗尿、遗精等病症。（据《滋补中药保健菜谱》）

🥣 莲子蛋

> ·莲子 90克　　·鸡蛋 2个　　·冰糖 适量

　　鸡蛋煮熟去壳。莲子浸后去皮、心，加水煮熟，入鸡蛋、冰糖，文火煮10分钟。每日一剂，分2次服。功效养心益肾健脾。适用于调养失眠多梦、遗精、带下、食欲不振、大便溏泄等症。（据《强身食制》）

🥣 莲茸糖包

> · 莲子、白糖 各250克　　· 面粉 400克　　· 猪油 25克
> · 泡打粉 12克

　　莲子去皮、心，上屉蒸30分钟，取出压泥，与白糖200克及猪油拌匀成馅。面粉、白糖50克、泡打粉加适量温水揉匀，分16份，包馅，入笼蒸15分钟。三餐食。功效养心补脾，益肾固精。适用于调养脾虚食少、消化不良、大便溏泄、心悸乏力、失眠多梦、遗精滑泄等症。（据《滋补保健药膳食谱》）

🥣 莲肉糕

> · 莲子 100克　　· 茯苓粉 50克　　· 糯米或粳米 500克
> · 白糖 适量

　　莲子去皮、心，水煮熟烂压泥，与茯苓粉、米同放盆中，加水上笼蒸20分钟，取出压平，切成5厘米见方的块，撒上白糖。早餐或作点心服食。功效健脾益胃。适用于调养病后体虚、食少便溏、泄泻、水谷不消等症。还有固肾功效，对男子梦遗、滑精有显著疗效。《士材三书》中载有莲肉糕："莲肉、粳米各炒四两，茯苓二两，共为末，砂糖调和，每用两许，白汤送下。"（据《士材三书》）

🥣 莲子茯苓糕

> · 莲子、茯苓、麦冬 各500克　　· 白糖、桂花 各适量

　　莲子去皮、心，茯苓切片，与麦冬共研细粉，加白糖、桂花拌匀，再加适量水揉匀后制成糕坯，上笼蒸20分钟。早晚餐服或作点心

用。每服50～100克。功效健脾宁心。适用于调养脾胃虚弱、心阴不足之消渴、心悸、怔忡、食少乏力等症。(据《中国药膳》)

☺ 莲子锅蒸

> ·莲子 20克　　·百合、核桃仁、荸荠 各15克
> ·白扁豆、金丝蜜枣、瓜片、蜜樱桃 各10克　　·玫瑰 3克
> ·肥儿粉 50克　　·面粉 80克　　·猪油、白糖 各100克

　　莲子去皮、心，荸荠去皮切指甲片，扁豆泡后去皮，三味与百合同放碗内上笼蒸烂。核桃仁泡后去皮，入热油内炸酥剁碎；樱桃对剖；瓜片、蜜枣切碎丁。猪油50克烧至五成热，入面粉炒散，再加肥儿粉炒匀，加适量水，炒至水、面、油合为一体，放白糖炒匀，后入上述备料继续炒匀，最后加玫瑰、猪油炒匀。早晚餐食。功效健脾开胃，养心安神。适用于调养心脾两虚、精神不振、食少体倦、心悸失眠、遗精健忘、崩漏带下等症。(据《中国药膳》)

药酒
膏方类

☺ 莲子酒

> ·莲子 360克　　·益智仁 70克　　·甘草 30克
> ·茯苓 70克　　·米酒或高粱酒 500毫升

　　将切细的莲子及各药材与酒同放大口瓶内，密封存放2个月。取酒饮用，每日晚饭前及睡前各饮一小杯。功效补心益脾，壮阳固精，滋补强壮。(据《中国帝王媚药补酒》)

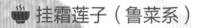 挂霜莲子（鲁菜系）

主料
水发莲子 300克

配料
白糖 200克
干淀粉 300克（实耗40克）
花生油 800克（耗50克）

制法

　　莲子放入大漏勺内，用清水冲洗一遍，倒入盛干淀粉的盆中反复滚动，使全身挂匀干淀粉，放入盘中备用。炒锅内放入花生油，烧至六成热时放入莲子，用小铲翻动，炸至莲子微黄时，捞出沥净油。炒锅刷洗干净，放入清水和白糖，用中小火熬至白糖将要成沙粒状时，放入炸好的莲子，不断翻炒，待糖挂匀稍凉还原成白色时装盘。

特点

　　色泽洁白，酥脆香甜。

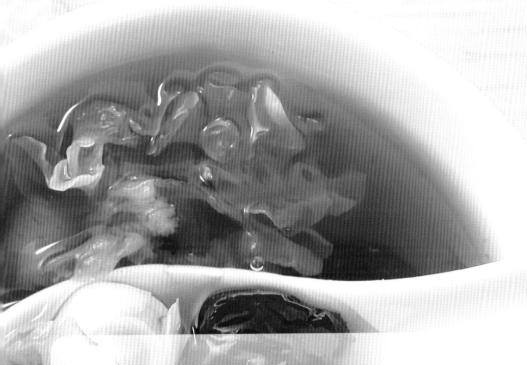

🍲 银耳莲子百合羹（粤菜系）

🥣主料		🍱配料	
银耳（干）20克 莲子 150克		百合 20克 枸杞子 15克	
		冰糖 100克	

🍲 制法

　　将干银耳去除杂质后，撕成小块，放入盆中用清水浸泡一天；鲜百合洗净去老蒂，掰成瓣；莲子去心与枸杞子洗净备用即可。锅中放入适量的清水，放入银耳、莲子大火煮半小时，加入枸杞子、百合，并放入冰糖，继续煮半小时，改小火煮至银耳彻底变烂，变成浓稠即可。

🍲 特点

　　此品有滋阴润肺、补脾安神功用。特别适宜于心烦失眠、干咳痰少、口干咽干、食少乏力等症的调养。健康人群食之有助于消除疲劳、促进食欲、增强体质等，是秋季润燥养肺的食疗滋养品。

🍲 干蒸湘莲（江苏菜系）

🫖 主料		
湘莲 300克	冰糖 200克	猪油 100克
🧂 配料	白糖 100克	桂花酱 3克
糯米 200克	碱面 200克	
炒好的豆沙馅 100克		

🍳 制法

干莲子用温水泡2～3分钟，锅内烧开水，加少许碱面，随即把莲子放入，用刷子擦搓去掉红皮。然后用温水洗几次，去净碱味捞出，切去两头的尖，去莲心，用开水汆煮一下，捞出放碗内，略加白糖、开水，上屉蒸六成烂取出，晾凉待用。把糯米淘洗干净，用开水略汆煮片刻捞出，放入垫有屉布的小笼内，用大火蒸透待用。扣碗内抹上猪油，将莲子码入碗内，由碗底向上码完，把冰糖砸碎，撒在莲子上。把糯米饭加猪油、白糖、桂花酱拌匀，取出大部分放在莲子上摊平，中间稍凹一点，放入豆沙馅，再把糯米饭放在上边摊平，上屉大火蒸1小时取出，扣入盘内。

🍲 特点

油亮美观，香甜软糯。

🍲 拔丝莲子（鲁菜系、京菜系、江苏菜系均将此菜列入）

🫖 主料	
干莲子 100克	干淀粉 60克
🧂 配料	花生油 适量
青红丝 少许	
白糖 150克	

🍳 制法

将莲子洗净浸泡，去皮、去心发好，放入碗中加入开水，上笼蒸透后取出。蒸好的莲子倒入大漏勺内，放入干淀粉，在漏勺中反复转滚，撒上少许凉水，使莲子全部挂匀淀粉，装盘备用。炒勺内放油，烧至七成热，将沾好淀粉的莲子放入锅内，炸至呈微黄色捞出、控油。炒勺内留底油，放入白糖，炒至糖呈金黄色时，迅速放入炸好的莲子，快速颠翻几下将糖汁均匀裹在莲子上，糖汁全部挂均匀后装盘，撒入青红丝即成。

特点

金丝缕长，莲子脆香，金黄香甜。

东江窝全鸭（粤菜系）

主料		
鸭子 1只（约1千克）		
配料	瘦肉 175克	胡椒粉 0.05克
	香油 0.5克	猪油 75克
干莲子 50克　　糯米 200克	味精 8.5克	盐 5克
湿虾米 35克　　湿冬菇 40克	清汤 1千克	

制法

将鸭子洗净，去毛杂。莲子洗净去皮，捅去心。糯米用水浸透，控干水分。再将莲子、糯米、虾米、冬菇等原料拌匀放入鸭肚中。将鸭皮穿过翼底打结，放入沸水中滚约1分钟，捞出，在鸭子的腹部用针扎小孔。然后用洁净白布包裹全鸭，用水草扎好（头尾和中部各扎一节），放入汤中炖至熟烂，取出，拆水草，去布，放入碗中，鸭背向上。上桌时，从鸭背剖开，加入香油、猪油，用筷子拌匀肚里馅料，将鸭反转，腹朝上，使鸭保持原形，在鸭面上淋香油。另用清汤一碗，调好口味。

特点

香浓软滑。

中药药性

性味归经　甘、涩，平。归脾、肾、心经。

功能主治　补脾止泻，止带，益肾涩精，养心安神。用于脾虚泄泻，带下，遗精，心悸失眠。

使用宜忌

药用时对中满痞胀及大便燥结者忌服。

❶《本草拾遗》："生则胀人腹，中薏（指莲子心）令人吐，食当去之。"

❷《本草纲目》："得茯苓、山药、白术、枸杞子良。"

❸《本草备要》："大便燥者勿服。"

❹《随息居饮食谱》："凡外感前后，疟、疸、疳、痔，气郁痞胀，溺赤便秘，食不运化，及新产后皆忌之。"

❺《本经逢原》："为热毒噤口痢之专药。……若痢久胃气虚寒，口噤不能食，则为戈戟也。"

❻《重庆堂随笔》："莲子，交心肾，不可去心，然能滞气。"

知识拓展

莲子功用——清、补、收

莲子为珍贵的滋补性食材。煮汤、作羹、煲粥为其常用。

因莲花单生于莲藕的节上，果实又生于花托内，李时珍在《本草纲目》中指出："莲者，连也，花实相连而出也"，故名莲子。

莲子入药始于《神农本草经》，列为上品，认为它"味甘、平，主补中、养身、益气力、除百疾。久服轻身耐老，不饥延年"。说明了莲子对脾胃的补益作用和对心神的调养作用，这正是莲子的核心作用。特别是提出了莲子可以长期服用，对人体具有保健、抗疲劳以及抗衰老的功用。

后世医籍与本草的记述发挥、补充、完善了莲子的功能和应用。如《食疗本草》有莲子"主五脏不足，伤中气绝，利十二经脉气血"，强调了莲子对人整体的调养作用。唐代《食医心鉴》说莲子"清神，止渴，去热"。《日华子本草》扩大其功用，认为可以"益气，止渴，助心，止痢，治腰痛，泄精，安心，多食令人喜"。《滇南本草》有莲子"清心解热"。至明朝李时珍《本草纲目》指出：莲子"交心肾，厚肠胃，固精气，强筋骨，补虚损，利耳目，除寒湿，止脾泄久痢，赤白浊，女人带下、崩中诸血病"，概括了莲子具有清、补、收的特性。

莲子主要作用于心、脾、肾三脏，功用以补为主，而兼有收的作用，并有一定的清心火功效，适用于治疗心、脾、肾三脏的虚损性病症，以及阴液失摄病症。故莲子既能作用于肾而能补肾固精，又能作用于心而养心安神，也能作用于脾而补脾调中。既能补又能收，一药而三脏统治，标本兼顾，诚为药食佳品。

long yan rou

龙眼肉（桂圆）

别名 龙眼，益智，蜜脾，龙眼干。

一眼识药　为无患子科植物龙眼（桂圆）的干燥假种皮。夏、秋二季采收成熟果实，剥去果皮，鲜用；或将果实干燥，除去壳、核，剥取假种皮，晒至干爽不粘，备用。龙眼肉主产福建、广西，以福建产的品质最好，药用以广西产的为多。

　　干燥的假种皮为纵向破裂的不规则薄片，或呈囊状，长约1.5厘米，宽2~4厘米，厚约1毫米。棕黄色至棕褐色，半透明。外表面皱缩不平，内表面光亮而有细纵皱纹。薄片者质柔润，囊状者质稍硬。气微香，味甜。

食性特点　南方名贵食用果品，其品种很多，风味不一。

　　除供鲜食和干制外，还可制罐头、龙眼酒、龙眼膏等。

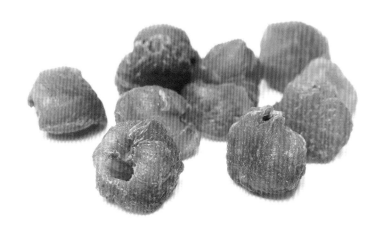

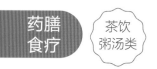
🥣 龙眼甜茶

> · 龙眼肉 50克　· 枸杞子 40克　· 桑椹子 30克　· 鸡蛋 1个

　　鸡蛋蒸熟，去壳待用。龙眼肉、枸杞子、桑椹子加水1000毫升，文火煎至300毫升，入鸡蛋再煎10分钟，入白糖搅匀饮用。功效补心脾，益气血。适用于调养心脾两虚、精神恍惚、健忘失眠、食少体倦、面色萎黄等症。（据《强身食制》）

🥣 龙眼洋参茶

> · 龙眼肉 30克　· 西洋参 6克　· 白糖 3克

　　共放入带盖的碗中，加水少许，隔水炖至成膏状。每用一匙，开水冲调，代茶徐饮，或睡前服。功效养血宁心，益智安神。适用于调治气血两亏引起的心悸、气短、失眠、健忘等症。（据《食物与治病》）

🥣 龙眼枣仁饮

> · 龙眼肉、炒酸枣仁 各10克　· 芡实 12克　· 白糖 少许

　　三者用水泡发，共入锅加水武火烧沸，改文火慢煮，最后加白糖搅匀即可。将汤代茶饮，捞吃其中龙眼肉与芡实亦可。功效养血安神，益肾固精。适用于心悸、怔忡、失眠、健忘、神疲、遗精等症。（据《食物与治病》）

🥣 龙眼粥

> · 龙眼肉 30克　· 粳米 50克　· 白糖 适量

　　水煮粳米做粥，将熟时放入龙眼肉煮数沸，加糖。作早晚餐食

用。功效补益心脾，养血安神。适用于调治思虑过度、心脾两虚所致健忘失眠、心悸气短、多汗等症。（据《饮食辨录》）

🥣 龙眼红枣粥

> ·龙眼肉 10～15克　　·红枣 5枚　　·粳米 50克

　　同置锅内，共煮粥，调入红糖。空腹食用。功效补心养血，开胃益脾，安神益智。适用于调治心脾虚弱所致头昏失眠、惊悸怔忡、心慌气短以及贫血、健忘、神经衰弱、自汗盗汗等症。亦可用于妇女产后浮肿和气血虚弱。（据《老老恒言》）

🥣 龙眼莲子粥

> ·龙眼肉 50克　　·莲子 30克　　·红枣 30克　　·糯米 100克
> ·冰糖 适量

　　将龙眼肉、莲子（泡发）、红枣及糯米同置锅中，加水按常法煮粥，调入冰糖即成。每日早晚各一次，每次一碗。功效益心宁神，气血双补。适用于心脾心血不足之心悸、怔忡、失眠、健忘、少气、面色无华等症。（据《中国食疗药粥集锦》）

🥣 龙眼莲子芡实粥

> ·去壳龙眼干 15克　　·空心白莲子 10克　　·芡实 15克
> ·白糖 20克　　·粳米 50克

　　上述诸物泡发后加水共煮成粥，调入白糖即成。每餐食用。功效益气补血，健脾运湿。适用于脾虚泄泻、自汗、贫血、妇女临产、产后虚弱、浮肿、月经不调、崩漏等症。（据《补品知识》）

🥣 羊肉龙眼粥

> ·羊肉 100克　　·龙眼肉 30克　　·粳米 100克

将羊肉去筋膜，洗净切片，与粳米、龙眼肉同入锅中煮粥，先武火煮开，后文火煮至米花肉烂即可。空腹食用。功效健脾，壮阳，补虚。适用于中老年人阳气不足、气血亏损、体弱羸瘦、中虚反胃、恶寒怕冷、腰膝酸软等症。

🍲 栗子龙眼粥

> · 完整栗子肉 10个　　· 龙眼肉 15克　　· 粳米 50克
> · 白糖 少许

将栗子切碎粒，与粳米常法煮粥，临熟加入龙眼肉再煮开，调入白糖即成。可作早餐食用。功效补心肾，益腰膝。适用于心肾精血不足引起的心悸、失眠、腰膝酸软等症，亦可用于中风属肾气不足、络脉虚滞者。（据《实用中医营养学》）

🍲 黑豆龙眼枣粥

> · 黑豆 30克　　· 龙眼肉 15克　　· 大枣 15克　　· 粳米 50克
> · 白糖、桂花糖 各适量

黑豆浸发，大枣去核。黑豆放锅内加水武火烧沸，改文火慢熬至八成熟时，加入粳米及大枣肉，继续熬煮至豆烂粥稠，加入龙眼肉煮开，调入白糖、桂花糖即可。可作早晚餐或作点心食用均可。功效补肾阴，利水，养血，健脾胃，强志。适用于气血亏虚、身体虚弱、病后调养等。（据《中华食物疗法大全》）

🍲 龙眼姜枣汤

> · 龙眼肉 15克　　· 红糖 30克　　· 红枣 5枚　　· 生姜 6克

以上食材同放锅内，加清水适量煎服。功效养心安神，健脾补血。适用于孕妇分娩前后手足软弱无力、头晕、面黄，或产后浮肿等症，以及其他人群因血虚心慌、失眠、健忘、神经衰弱等症。（据《中华食物疗法大全》）

🥣 龙眼花生汤

> ·花生（连红衣）250克　·龙眼肉 20克　·大枣 10枚

　　大枣去核，与花生、龙眼肉一起慢火煮熟，供食用。每天1~2次。功效养血补脾。适用于贫血症状明显的胃癌患者，经常食用对普通人也有补血效果。

药膳
菜羹类

🥣 龙眼猪心

> ·猪心 1个（约400克）　·龙眼肉 30克　·生姜 15克
> ·肉汤 100毫升　·调料 适量

　　猪心洗净对剖两半，放蒸碗内，加龙眼肉及精盐、料酒、酱油、胡椒、花椒、肉汤，上笼大火蒸40分钟，取出猪心切薄片装盘中。再将蒸碗内的原汁倒入锅内，下姜末、葱花、味精调味，用水豆粉勾清芡，放香油起锅，淋于猪心片上。佐餐或单食。功效养心安神。适用于调养惊悸、怔忡、自汗、不眠、健忘等症。（据《家庭药膳》）

🥣 栗子龙眼炖猪脚

> ·猪蹄 2只　·龙眼肉 100克　·新鲜栗子 200克

　　栗子入开水中煮5分钟，捞起剥膜，洗净沥干。猪蹄入沸水中汆烫捞起，冲洗一次。将准备好的栗子、猪蹄放入炖锅中，加水淹过材料，以大火煮开，改用小火炖30分钟。龙眼肉剥散，入锅中续炖5分钟，加盐调味即可。佐餐食用。此汤功效保肝护肾。适用于肝肾亏虚所致血虚失眠、心慌等更年期症状，也有补血养颜美容效果。

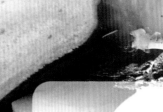

🥣 龙眼鸡片

| ·鸡脯肉 400克 | ·龙眼肉 30克 | ·生姜、葱 各10克 |
| ·鸡蛋 2个 | ·小白菜 40克 | ·调料 适量 |

鸡脯肉切薄片，用蛋清、精盐、料酒、味精、胡椒粉、豆粉调匀浆好。用鸡汤、精盐、白糖、胡椒粉、味精兑成料汁。锅内放猪油烧至五成热，下鸡片滑散，捞出沥油。锅内留底油50毫升，油六成热时入葱花、姜片煸出香味，倒入龙眼肉、鸡片及小白菜，并倒入料汁翻炒，起锅装盘，淋上香油。随意食。功效补脾益胃，养心安神。适用于调治脾虚泄泻、浮肿乏力、血虚心悸、失眠健忘等症。（据《家庭药膳》）

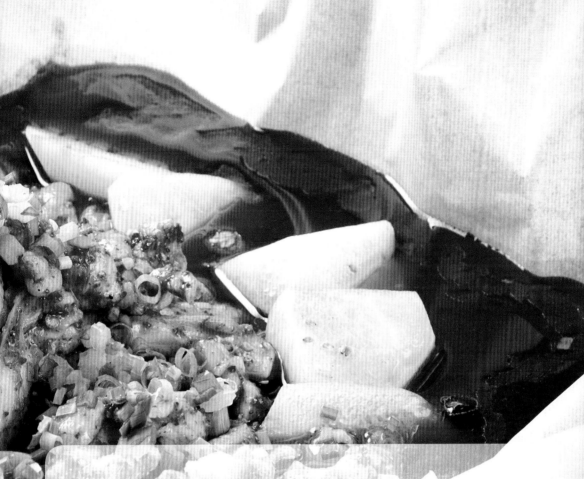

🥣 龙眼纸包鸡

| ·嫩鸡肉 400克 | ·龙眼肉 20克 | ·胡桃肉 100克 | ·鸡蛋 2个 |
| ·胡荽 100克 | ·火腿 20克 | ·玻璃纸 10张 | ·调料 适量 |

　　鸡肉去皮，切成1厘米厚片，用食盐、白砂糖、味精、胡椒粉拌腌，淀粉、蛋清、清水调成糊状上浆，分别摆于玻璃纸上，加少许胡荽、姜、葱细末和一片火腿。胡桃仁沸水泡后去皮，油中炸熟，与龙眼肉切成细粒，分撒于肉片上，玻璃纸折成长方形纸包，置油锅中炸熟，捞出装盘。功效健脾补肾，益气养血。适用于调治精血不足之心悸、失眠、健忘，以及病后体虚之食少、乏力、眩晕、面色无华、营养不良及神经衰弱等症。（据《中国药膳学》）

🥣 龙眼炖猪瘦肉

> · 瘦猪肉 50克　　· 龙眼肉 15克　　· 生姜 2片　　· 米酒 适量

龙眼、瘦猪肉片等一起放入锅内，加水炖熟烂即可。佐餐食用，每日一次。功效补脾养血，益精安神，滋阴润燥。适用于久病体弱、病后消瘦、头晕目眩等症。（据《中华食物疗法大全》）

🥣 龙眼鸡翅

> · 鸡翅 一对　　· 菜心 50克　　· 龙眼肉 20克
> · 红葡萄酒、花生油、白糖、酱油、盐、湿淀粉、姜、葱、高汤 各适量

将鸡翅洗净，用酱油、盐腌片刻。葱洗净切段，姜切片，菜心切整齐。将油倒入锅中烧热，放入鸡翅炸至呈金黄色时捞出，汤汁留下待用。锅内留少许油烧热，放入葱段、姜片，煸炒出香味，加高汤、红葡萄酒及鸡翅，放盐、白糖，将鸡翅烧至熟透，脱骨，码入盘中。将菜心、龙眼入锅烫熟，摆放在鸡翅的周围。将余下的葱用油煸出香味，把烧鸡翅的汤汁滤入，用湿淀粉勾芡，浇在鸡翅上即可。具有益气养血、壮筋健骨功效。适用于产妇气血虚弱、乏力等症。

🥣 龙眼烧鹅

> · 鹅肉 750克　　· 龙眼肉 50克　　· 生姜、葱 各15克
> · 土豆 150克　　· 肉汤 1500克　　· 调料 适量

鹅肉入沸水汆去血水，切成4厘米见方的块。土豆去皮切滚刀块。锅内菜油烧七成热时下鹅肉，炸成黄色捞起，再下土豆炸3分钟。锅内留底油50毫升，待热时下姜（拍破）、葱煸出香味，再下料酒、酱油、胡椒粉、糖色各适量，入鹅肉块，武火烧开，文火煨至鹅肉七成熟时，放入龙眼肉、土豆块，同烧至肉熟土豆酥时，去姜、葱，收汁装盘。佐餐或单食。功用益气养阴，补心安神。适用于调治

阴虚所致体虚消瘦、心悸、失眠、健忘以及糖尿病等症。（据《家庭药膳》）

🥣 龙眼蒸鹌鹑

> · 鹌鹑 5只　　· 龙眼肉 20克　　· 生姜、葱 各10克
> · 冬笋 40克　　· 肉汤 1000克　　· 调料 适量

鹌鹑宰杀洗净，剁去脚爪，入沸水中汆去血水，入钵内，加生姜（拍破）、葱段、料酒、精盐、胡椒粉、冬笋片、龙眼肉及清汤，湿棉纸封严口，上笼武火蒸熟，揭去棉纸，去葱、姜不用。佐餐或单食。功用补五脏，利湿热。适用于调治脾虚泄泻、浮肿，以及湿热痢疾等症。（据《家庭药膳》）

🥣 龙眼鸽蛋

> · 龙眼肉 15克　　· 鸽蛋 6个（或鸡蛋1个）　　· 冰糖 40克

将龙眼肉洗净后放入锅内，入清水500毫升，烧沸后煮20分钟，下冰糖，再把鸽蛋或鸡蛋打入，煮约5分钟，起锅装碗。顿服。功效补肾益气，养心安神。适用于调治体虚腰膝酸软、心悸失眠、头晕健忘等症。（据《家庭药膳》）

🥣 龙眼炖甲鱼

> · 甲鱼 1条　　· 龙眼肉 适量

甲鱼洗净、煮熟、去壳，与龙眼肉同炖至甲鱼肉烂熟。每服适量，佐餐，每日2~3次。功效滋阴清热，养血安神。适用于调治阴虚低热、心烦不寐、遗精，以及肺结核、肝脾肿大、慢性肝病等。（据《四季药膳》）

🥣 龙眼醋鱼

> ·鲤鱼 约1千克　·龙眼 50克　·姜汁 12克　·葱油 3克
> ·料酒、盐、淀粉 各适量

　　鲤鱼去刺，鱼身划成花刀，用料酒、盐、姜汁腌制15分钟，上蒸锅蒸15分钟。将鱼汤倒入锅内，再加龙眼、料酒、淀粉勾芡，淋上葱油，将调汁浇在鱼上即可。此品是孕期妇女的保健膳食，对血虚、浮肿、胎动不安者最为适宜。忌辛辣，湿阻中焦或停饮痰火者也应忌服。

🥣 龙眼红枣木耳羹

> ·龙眼肉、红枣 各15克　·黑木耳 25克　·冰糖 适量

　　木耳冷水浸发一夜，文火焖煮1小时后，加龙眼肉、红枣焖至稠烂，调入冰糖食用。功效益气养血。适用于调养妇女体虚、带下色白及贫血等症。（据《膳食保健》）

🥣 龙眼莲子羹

> ·龙眼肉 100克　·鲜莲子 200克　·冰糖 150克
> ·白糖 50克　·湿淀粉 适量

　　龙眼肉冷水洗净控水；莲子去皮、心，开水中汆透，捞出泡入冷水中。锅内放清水750毫升，入白糖、冰糖烧开，撇去浮沫，放入龙眼肉、莲子，湿淀粉勾稀流芡，沸后盛入碗中。功效补益心脾，养血安神。适用于调治血虚心悸、健忘失眠、脾虚泄泻、病后体弱、年老体衰、神经衰弱等症。（据《滋补保健药膳食谱》）

🥣 樱桃龙眼羹

> ·龙眼肉、枸杞子 各10克　·鲜樱桃 30克

取龙眼肉、枸杞子同置锅内，加水适量，煮沸15分钟后，放入鲜樱桃，煮片刻，即成。每日一次，空腹吃下。功效滋养肝肾，补血养心。适宜于调养贫血而见头晕神疲、心悸不宁、记忆力减退、注意力不集中、面色㿠白者。龙眼肉、枸杞子均是养心补肾、滋阴养血的滋补品，合樱桃同煮，味道鲜美，营养丰富，是老幼喜爱的美味药膳。

糕点
主食类

🥣 龙眼枣仁锅炸

·面粉 100克	·龙眼肉 20克	·酸枣仁 20克	
·湿淀粉 25克	·干淀粉 50克	·鸡蛋 1个	·熟芝麻 5克
·菜油 500克（耗80克）	·白糖 150克		

鸡蛋打入碗内，加面粉、枣仁（烘干研末）、龙眼肉（切粒）、湿淀粉、清水，搅匀至面粉无小颗粒后，加清水搅成稀糊状。炒锅置旺火上，入清水100克烧开，倒入糊浆，边倒边搅，至浓缩起大泡不粘锅时即熟。倒在抹好油的平盘中，按成1.5厘米厚，冷后切成3.5厘米×1.5厘米的锅炸坯，裹上干淀粉。下入八成热油中炸4～5分钟捞出，再入八成热油中炸成金黄色出锅。另锅加清水100克烧开，入白糖炒化至冒大泡翻白时，入锅坯拌匀，撒上芝麻端离火口炒匀即成。功效补益心脾，养血安神。适用于调养思虑过度、劳伤心脾、暗耗阴血所致面色萎黄、心悸怔忡、健忘失眠、多梦易惊等症。（据《养生食疗菜谱》）

🥣 龙眼怀山糕

·怀山药 500克	·白糖 200克	·熟面粉 100克	
·龙眼肉 50克	·熟莲子 25克	·青梅 25克	·蛋糕 25克
·瓜子仁 25克	·切丝京糕 25克	·蜂蜜、樱桃 各适量	

怀山药打成粉（干者）或研成泥（生品蒸熟透），与熟面粉加水和成面团。青梅切柳叶片，蛋糕切菱形片，樱桃、瓜子仁洗净待用。将莲子摆在圆饼的周围，樱桃摆在圆饼的第二圈，樱桃圈内摆龙眼肉、蛋糕再摆龙眼肉共三圈，其内将瓜子仁再摆一圈，青梅片在当中摆成花叶形，余下的蛋糕切小丁备用。用一张大棉纸盖在圆饼上，上笼蒸约15分钟取出，去掉棉纸，京糕丝摆圆饼中间呈菊花形，撒上蛋糕小丁。勺中清水加蜂蜜、白糖武火熬化，去浮沫，加入淀粉勾成芡汁，浇在龙眼怀山圆饼上即可。切作点心食用。功效补脾健胃。适用于调养食少、便溏、脾虚泄泻等。

🥣 龙眼橘饼糖

> ·橘饼 100克　　·龙眼肉 100克　　·白糖 500克

白糖放锅内，加水少许，文火煎熬至稠，入龙眼肉、橘饼调匀，再熬至糖挑起成丝状时停火，倒入涂有熟油的搪瓷盘内摊平，稍冷，用刀划成小块即成。随意取用服食。功效健脾益胃。适用于调治久泻、久痢等症。（据《中国药膳大全》）

🥣 龙眼长面

> ·宁波长面 150克　　·龙眼肉 20克　　·红糖 适量

长面煮熟，捞出长漂半小时，沥水。龙眼肉加适量水煮沸20分钟，加红糖，下长面煮沸。早晚餐温热服食。功效养血益脾，补心增乳。适用于脾虚失血、血虚眩晕等，尤宜于产后妇女乳少的食疗调养。（据《膳食保健》）

🥣 延寿酒

> ·龙眼肉 500克　·桂花 120克　·白糖 240克
> ·好烧酒 1坛（约5000毫升）

　　上药及白糖同浸入酒内，酒坛封固，15天后即可取用，经年为佳，更为醇香。每日3次，适量饮用。功效养心健脾，补益气血，美容悦色。有温补及营养保健作用，对心神不宁、肢体烦痛、肌肤早衰均有较好的效果，可作为养生保健、抗老延年的常用家庭药酒方。（据《寿世保元》）

🥣 桂圆醴

> ·龙眼肉 200克　·白酒 500毫升

　　将龙眼肉放入细口瓶内，加入高度白酒约500毫升，密封瓶口，每日振摇一次，半月后可饮。每日两次，每次10～20毫升。功效温补心脾，助精神。适用于调养体质虚弱、失眠、健忘、气短乏力、惊悸、早泄等症。（据《药膳食谱集锦》）

🥣 龙眼补血酒

> ·龙眼肉 250克　·制首乌 250克　·鸡血藤 250克

　　上药切片，加入米酒1500毫升，封好浸10日。每天振摇1～2次。每日饮用1～2次，每次10～20毫升。功效补血益精，行瘀安神。适用于调治血虚气弱之面色无华、头眩心悸、失眠、四肢乏力、须发早白等症。（据《治疗与保健药酒》）

🥣 乌鸡龙眼补酒

> · 龙眼肉 200克　· 乌鸡（去毛爪内脏）200克　· 香加皮 40克
> · 黄芪 100克　· 玉竹 80克　· 当归 20克

取乌鸡、龙眼肉加白酒加热回流两次，第一次2小时，第二次1小时，合并回流液，滤过，滤液备用。滤渣经烘干后与其余黄芪等四味及蔗糖适量一起粉碎成粗粉，用白酒浸渍二周，滤过，滤液与上述回流液混匀，放置澄清，取上清液，用白酒配制成10500毫升，即得。成品为棕红色的液体，气香，味辛、微甜。口服，一次15～30毫升，一日2次。功效养阴益心脾，和血通络。适用于调治心悸怔忡、健忘失眠、月经不调、筋骨痹痛等症。

🥣 参桂养荣酒

> · 生晒参、糖参 各50克　· 龙眼肉 200克　· 玉竹 80克
> · 砂糖 1600克　· 白酒（52度）22.4千克

前四味药材切碎后，加白酒4800克，浸泡14天，去渣，得到药酒液。然后取砂糖加水适量，加热溶解，过滤，与药酒和剩余的白酒混合、搅匀，静置14天后，再过滤就得到参桂养荣酒了。每服20毫升，每日两次。功效补益气血，养胃，安神。适用于气血两亏所致体倦乏力、食少失眠等症。（据《中华食物疗法大全》）

🥣 龙眼芝麻膏

> · 龙眼肉 100克　· 黑芝麻 40克　· 黑桑椹 50克
> · 玉竹 30克　· 蜂蜜 适量

前四味均用水浸泡1小时，共上火煎煮，搅烂，玉竹可拣去，其余小火浓缩，至稠厚如膏时，加入蜂蜜约一倍量，浓缩收膏，贮存备用。每次服用一两匙，以沸水冲化。功效养血补阴，滋养肝肾。适用于调治干燥综合征、皮肤干燥等。（据《疾病的食疗与验方》）

🥣 龙眼参蜜膏

> ·党参 250克　　·沙参 125克　　·龙眼肉 120克　　·蜂蜜 适量

　　党参、沙参、龙眼肉以适量水浸泡透发后，加热煎煮，滤出药液，合并三次煎液，以小火浓缩至稠黏，加入蜂蜜一倍量，浓缩收膏，贮存备用。每次一汤匙，以沸水冲化顿饮，每日3次。功效补元气，清肺热，开声音，助筋力。适用于体质虚弱、消瘦、烦渴、干咳少痰、声音嘶哑、疲倦无力等症。（据《得配本草》）

🥣 玉灵膏（代参膏）

> ·龙眼肉 250克　　·西洋参 15克　　·白糖 适量

　　将龙眼肉捣烂如泥，西洋参研末，二物连同白糖一并拌匀，放密封的瓷器内，置锅中，用文火蒸2小时，即成。每日早晚各1次，每次取一匙，开水化开食用。功效补血养心，益肺生津。适宜于虚劳羸瘦、失眠多梦、心悸健忘、头晕神疲、津少口干等症。（据《随息居饮食谱》）

著名菜品

🍲 八宝糯米饭（江苏菜系）

🥣 主料		
糯米 400克	蜜枣 10克	葡萄干 8克
📋 配料	红瓜 8克	龙眼肉 8克
莲子 40克　　青梅 8克	白糖 100克	猪油 50克
金橘饼 8克　　瓜条 8克	桂花卤 3克	水淀粉 50克

制法

　　将糯米淘洗干净泡透，用开水略煮一下，捞在屉布上，上屉蒸熟取出，趁热放入白糖、猪油、桂花卤拌成甜饭。再将以上果料（除葡萄干、莲子外）用热水洗净，分别切成绿豆大的小丁。葡萄干洗净。

莲子放入锅内加水、碱，上火用刷子搅拌刷去红皮，捞入温水中搓去余皮，切去两头尖，捅去莲心，放入碗内蒸熟。然后扣碗内抹上猪油，先把莲子码入碗内中心，再将切细的果料摆在莲子的周围，多余的果料拌入甜饭内，再把甜饭放入碗内，上屉蒸熟。锅内注入水烧开，加入白糖，待糖溶化后，用水淀粉勾稀芡，调好汁，把扣碗取出，翻在盘内浇上汁。

🍲 特点

油润香甜。

♨ 鸡脚炖甲鱼（粤菜系）

🥘 主料		盐 10克	胡椒粉 0.1克
鸡脚 8对	甲鱼 1.35千克	料酒 5克	姜 1克
🧂 配料		葱 1.5克	猪油 15克
龙眼肉 10克	冬菇 25克		

🍲 制法

将甲鱼斩去头焯水，刮去外面黑皮，去壳及内脏，改刀成块，再次下开水汆透，捞出沥干水分。鸡脚去掉爪尖焯水。冬菇泡透去蒂。然后锅底放油，加葱条、姜片爆香，放水鱼、料酒煸炒后，装汤盆内加清汤、盐调好味，冬菇、龙眼肉放边，鸡脚放汤盆中，上笼蒸烂，出锅加胡椒粉、味精。

🍲 特点

汤清鱼鲜，营养丰富。

中药
药性

性味归经 甘，温。归心、脾经。

功能主治 补益心脾，养血安神。用于气血不足，心悸怔忡，健忘失眠，血虚萎黄。

药用对内有痰火及湿滞停饮者忌服。

❶《本草汇言》："甘温而润，恐有滞气，如胃热有痰有火者；肺受风热，咳嗽有痰有血者，又非所宜。"

❷《药品化义》："甘甜助火，亦能作痛，若心肺火盛，中满呕吐及气膈郁结者，皆宜忌用。"

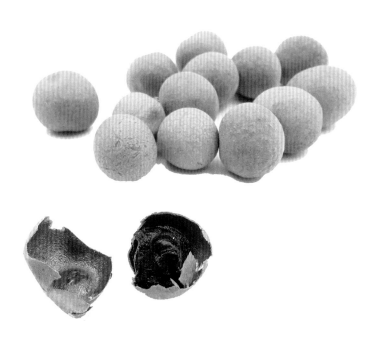

luo han guo

罗汉果

别名 拉汗果，假苦瓜。

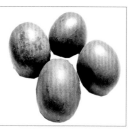

为葫芦科植物罗汉果的干燥果实。一般在秋季果实由嫩绿色转深绿色、果柄变黄时采收，晾数天（糖化后熟、发汗）后，低温干燥。防止挤压损伤造成破果。

干燥果实呈卵形、椭圆形或球形，长4.5~8.5厘米，直径3.5~6厘米。表面褐色、黄褐色或绿褐色，有深色斑块和黄色柔毛，有的具6~11条纵纹。顶端有花柱残痕，基部有果梗痕。体轻，质脆，果皮薄，易破。果瓤（中、内果皮）海绵状，浅棕色。种子扁圆形，多数，浅红色至棕红色，长约1.5厘米，宽约1.2厘米，浅红色至棕红色，两面中间微凹陷，四周边有放射状沟纹，边缘有槽。气微，味甜。以个大、完整、摇之不响、色黄褐者为佳。

干果味甜，为天然甜味剂，可作饮料，食用时可用于炖品（如鸡、鸭、猪肉或牛肉）、清汤（如汉果三鲜汤、汉果猪肺汤、汉果冬瓜汤）、清煮元宵（以罗汉果煮汤后代糖水）、制作糕点（如年糕、饼干）和糖果等。

罗汉果也是制备凉茶的良好原料，特别适宜针对秋季干燥而发挥其清润养肺特性，与其他凉茶原料与较好的适配性。罗汉果中的甜味成分对需要低能量食品的肥胖人群以及不适于糖食的糖尿病人群是理想的调味品。

罗汉果茶

> ·罗汉果 20克

二者放入杯中，加水500毫升，盖上盖，浸泡30分钟，代茶温服。功效止咳化痰，清热凉血，润肺滑肠。适用于伤风感冒咳嗽痰多、肠燥便秘、慢性支气管炎等病症。（《滋补保健药膳食谱》）

罗汉果山楂凉茶

> ·罗汉果 10克　　·山楂片 10克

把罗汉果洗净、压碎，与山楂加入净水于锅中煎煮，或用开水冲泡亦可。取汤汁代茶频饮，如加适量蜂蜜味道更佳。功效清热润肺、助消化。这款酸酸甜甜的罗汉果山楂凉茶，不仅预防秋燥，还能润肠通便。特别对于用嗓过度、咽喉肿痛、经常熬夜的人，罗汉果山楂茶有清肺利咽、化痰止咳的作用。其助消化的作用，可令经常服用的人群减肥强身。

罗汉果益母草汤

> ·罗汉果 15克　　·益母草 10克

水煎后饮用。功效滋阴补血。适用于调理妇女咳嗽、月经不调等症。

罗汉果柿饼汤

> ·罗汉果 半个　　·柿饼 2~3个

二者共加水，慢火煎至一半，去渣取汁，加糖少许调味。分多次服用。功效清肺润肠。适用于调理痰热咳嗽、喘急、痰稠难咳等症，也可用于百日咳调治。（据《饮食疗法》）

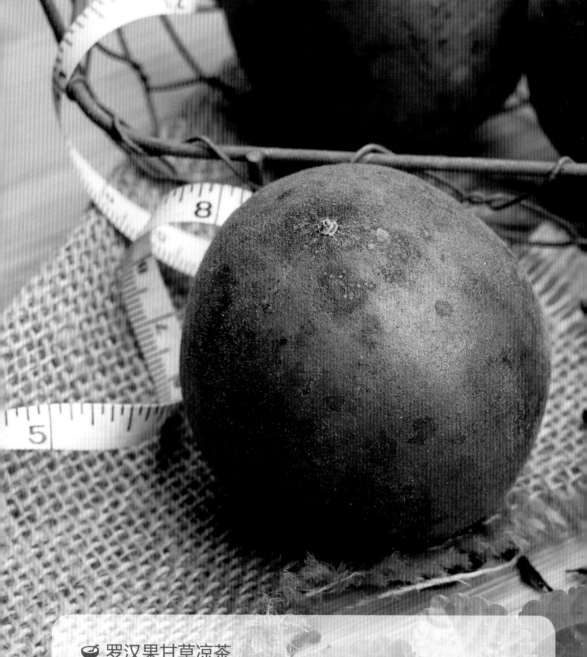

🍵 罗汉果甘草凉茶

| · 罗汉果 半个 | · 甘草饮片 5~6片 |

　　锅中加水后，放入罗汉果和甘草片。大火煮开之后转小火，略炖。把炖好的凉茶倒出，可以趁热喝，也可以放凉后饮用。适用于调理炎夏时节上火咳嗽、咽喉干燥等症。

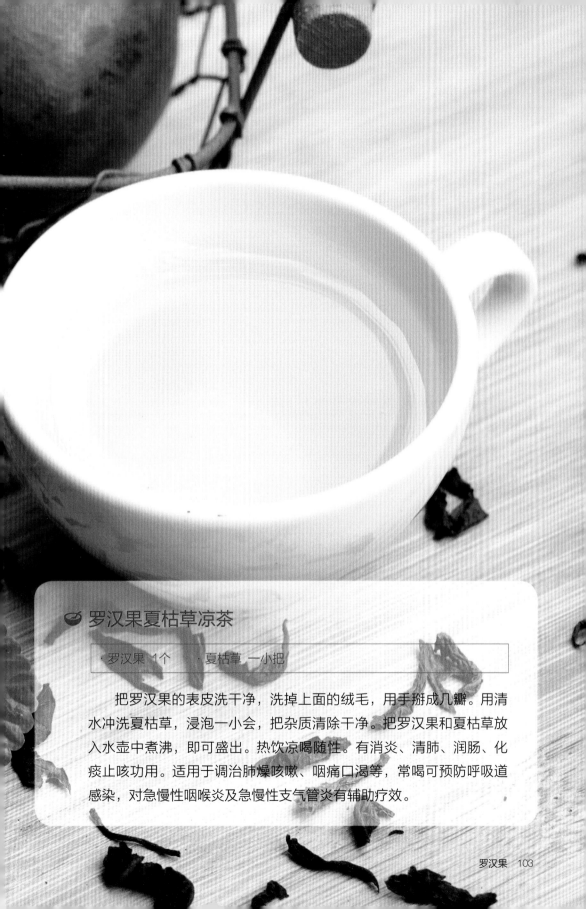

罗汉果夏枯草凉茶

| 罗汉果 1个 | 夏枯草 一小把 |

　　把罗汉果的表皮洗干净，洗掉上面的绒毛，用手掰成几瓣。用清水冲洗夏枯草，浸泡一小会，把杂质清除干净。把罗汉果和夏枯草放入水壶中煮沸，即可盛出。热饮凉喝随性。有消炎、清肺、润肠、化痰止咳功用。适用于调治肺燥咳嗽、咽痛口渴等，常喝可预防呼吸道感染，对急慢性咽喉炎及急慢性支气管炎有辅助疗效。

🍵 罗汉果菊花凉茶

· 罗汉果 15克　　· 甘菊花 10克

将罗汉果洗净，掰成小块，放入汤锅，加入适量的清水，盖锅盖，大火煮开，转小火煮10分钟。然后放入干菊花，煮约1分钟关火即可。用漏勺把残渣打捞出来。冷喝热饮随性。适合经常吸烟、饮酒，需要洗肺、护肝、养胃和洗肠清宿便者；演员、教师、广播员、营业员等需保护发音器官者；易上火、排毒能力减低者；长期在居室内不出或室内工作，呼吸不到室外新鲜空气影响肺部功能者。

药膳
菜羹类

🍚 罗汉果肉汤

· 瘦猪肉 100克　　· 罗汉果 30～60克

将罗汉果与瘦猪肉均切成片，加水适量煮熟，稍加食盐调味服食。每日1～2次。功效补虚清肺，润燥止咳。适用于调治久咳肺虚有热及肺痨咳嗽。（据《岭南采药录》）

🍚 罗汉果煲猪排

· 猪排骨（或鸡块）300克　　· 罗汉果 10克　　· 山药 15克
· 玉竹 15克　　· 莲子 20克　　· 薏苡仁 20克　　· 桂圆肉 10克
· 红枣 10克　　· 枸杞子 10克

先将各种中药材常规水煎，去渣，放入斩段的排骨（或鸡块），先大火煮开后，用文火煲煮3小时，至熟烂。食肉饮汤。功效滋补养阴。适用于调治肺癌阴虚燥咳者。

⚬ 白菜干罗汉果猪骨汤

> ·猪骨 400克　·白菜干 1扎　·罗汉果 半个　·果皮 1块
> ·甘笋 2条　·蜜枣 3粒　·盐 适量

先把菜干浸软洗净去菜头，果皮浸软去囊，甘笋去皮切件。猪骨出水备用（猪骨洗干净后在水里煮开，把血水煮掉）。罗汉果压碎后，连果皮一齐放入冷水锅内煲至滚。然后加入其他材料煲2小时，加盐调味便成。此猪骨汤具有清热滋阴、止咳排毒功用，适用于调治痰热咳嗽、咽喉肿痛、大便秘结、消渴烦躁诸症。

⚬ 罗汉果煲（炖）猪肺

> ·猪肺 25克　·罗汉果 1个

猪肺洗净，切成小块，挤去泡沫，与罗汉果同煮熟后，加盐少许调味服食。功效清肺化痰，润肺止咳。适用于食疗调养肺结核、气管炎等属于肺燥证的咳嗽、口燥咽干，以及百日咳、小儿颈淋巴腺炎等症。（据《家庭食疗手册》）

⚬ 罗汉果炖兔肉

> ·兔肉 300克　·罗汉果 1个　·莴苣 100克　·姜 1块　·葱 1根
> ·鲜汤 300克　·食盐 4克　·味精 3克　·料酒、酱油 各10克

莴苣去皮，切成3厘米左右的块；姜切片，葱切段；罗汉果洗净、打破；兔肉洗净，切成3厘米见方的块。炒锅入油，烧至六成热时，加入姜、葱爆香，放入兔肉、罗汉果、莴苣拌炒，加入鲜汤和所有的调味料，烧至兔肉熟透即成。因兔肉含蛋白质多，脂肪少，烹饪时可适量少加猪肉，以防止煮熟的兔肉吃起来口感发"柴"。功效润肺、止咳。适用于调养肺热干咳等症。

中药
药性

性味归经 甘，凉。归肺、大肠经。

功能主治 清热润肺，利咽开音，滑肠通便。用于肺热燥咳，咽痛失音，肠燥便秘。

药用对脾胃虚寒者忌服。

罗汉果太甜而易伤脾胃。如用太阳晒干的罗汉果可以代茶饮，但不宜长期代茶。如果是烘干品饮用过多会上火，风热咳嗽者宜少饮或配其他清热清凉材料饮用。梦遗、夜尿者忌用。长期饮用应当注意避免其导致胃肠功能的下降。

对于少数寒凉体质者，在使用罗汉果时可放入生姜一二片一起泡煮，以中和其寒性。对于体质极其敏感、寒凉的人，务必慎用。

适合饮用罗汉果泡水饮品的人群有：经常吸烟、饮酒，需要洗肺、护肝、养胃和洗肠清宿便者；演员、教师、广播员、营业员等需保护发音器官者；深夜加班工作，容易上火、排毒能力减低者；长期坐办公室，呼吸不到室外新鲜空气影响肺部功能者；室外活动、运动量较大，体内水分容易流失者。

知识拓展

神仙之果称罗汉

罗汉果被人们誉为"神仙果"，其叶心形，雌雄异株，夏季开花，秋天结果。罗汉果是桂林名贵土特产，也是国家首批批准的药食两用材料之一。

罗汉果主产于广西壮族自治区桂林市，永福县和龙胜县是罗汉果之乡，种植历史较为悠久，其中永福种植罗汉果已经有300多年历史，龙胜种植罗汉果也有200多年历史，中国90%的罗汉果出产于此两地。果实营养价值很高，含丰富的维生素C（每100克鲜果中含400～500毫克）以及糖苷、果糖、葡萄糖、蛋白质、脂类等。

罗汉果为卫生部首批公布的药食两用名贵中药材，其所含罗汉果甜苷比蔗糖甜300倍，不产生能量，是饮料、糖果行业的名贵原料，是蔗糖的最佳替代品。

木瓜

别名 宣木瓜，木瓜实，铁脚梨，皱皮木瓜。

一眼识药

为蔷薇科植物贴梗海棠的干燥果实。夏、秋二季果实绿黄时采收，置沸水中烫至外皮显灰白色，对半纵剖，晒干。

干燥近成熟果实多呈纵剖对半的长圆形，长4～9厘米，宽2～5厘米，厚1～2.5厘米。外表面紫红色或红棕色，有不规则的深皱纹，剖面边缘向内卷曲，果肉红棕色，中心部分凹陷，棕黄色。种子扁长三角形，多脱落，质坚硬。气微清香，味酸。

食性特点

因其肉质粗硬，水分少，故生食者少。果实经蒸煮糖渍后制成蜜饯供食用。

木瓜含有19种氨基酸、18种矿物微量元素，以及大量维生素C，同时还含有皂苷、黄酮、苹果酸、齐墩果酸、枸橼酸、柠檬酸、酒石酸、抗坏血酸、反丁烯二酸、鞣质等，含有过氧化氢酶、酚氧化酶、氧化酶，特别富含超氧化物歧化酶（SOD）和齐墩果酸。其SOD的含量是世界上所有水果中无与伦比的，一克木瓜鲜果SOD的含量高达3227国际单位。SOD是现代美容养颜产品的核心物质，可以有效消除体内过剩自由基，增进肌体细胞更新。齐墩果酸具有广谱抗菌作用，具有护肝降酶、促免疫、抗炎、降血脂、降血糖等作用。

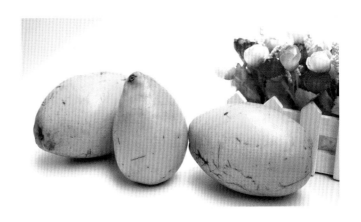

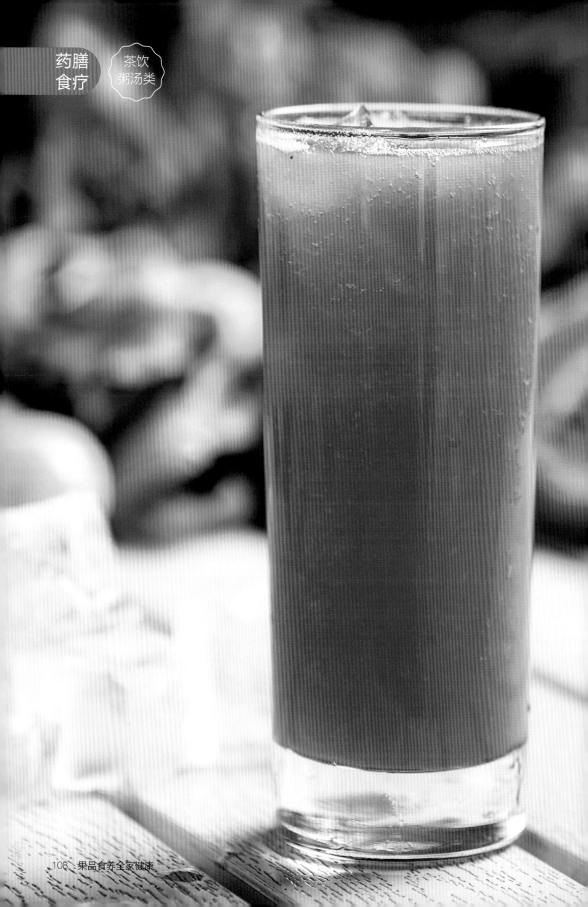

🥣 宣木瓜茶

> ·宣木瓜 2片　　·桑叶 7片　　·大枣 3枚

　　大枣去核，与余药切细末，放杯中，开水冲泡。每日一剂，代茶徐徐饮。适用于调治呕吐、腹泻、腓肠肌痉挛作痛、风湿疼痛、腰膝酸痛、脚气浮肿等症。（据《孟诜方》）

🥣 木瓜生姜煲米醋

> ·宣木瓜 500克　　·生姜 30克　　·米醋 500克

　　同入瓦煲煮熟。分次服用。功效益气补血，解郁下乳。适用于调治产后缺乳、病后体弱，以及食鱼、虾、蟹过敏之荨麻疹等。亦可用于因胃酸缺乏所致慢性胃炎、消化不良等症。（据《饮食疗法》）

🥣 木瓜粥

> · 鲜木瓜 1个　· 粳米 50克

　　将木瓜剖切四半（或干木瓜20克），加水200毫升，煎至余100毫升水量，去渣取汁，入粳米50克，白糖少许，再加水400毫升左右，煮为稀粥。每日2～3次，温热服食。适用于调治夏令暑湿、吐泻并作、小腿转筋、筋脉拘挛、脚气浮肿、风寒湿痹等。（据《太平圣惠方》）

🥣 木瓜汤

> · 木瓜 1个　· 蜜 150毫升　· 生姜 适量

　　木瓜去皮后切块，生姜切片，同置锅内，加水1000毫升，煎取500毫升，入蜜调匀。功效祛湿舒筋。适用于调治脚气病、脚膝肿胀、麻木酸痛等症。（据《食医心鉴》）

🥣 木瓜羹

> · 木瓜 4个　· 蜂蜜 500克

　　木瓜蒸熟去皮，研为泥，与蜂蜜和匀，贮存于容器中。每次服10～15毫升，沸水冲调，空腹服，每日一次。功效祛风通络，散寒除湿。适用于调治行痹、肢体关节疼痛、游走不定、屈伸不行等症。（据《饮膳正要》）

药膳
菜羹类

🥣 木瓜羊肉汤

> · 羊肉 1千克　· 木瓜 500克　· 草果 5克　· 豌豆 300克
> · 粳米 500克　· 白糖 200克　· 调料 适量

羊肉洗净，切成2厘米见方的块，木瓜取汁，二者与草果、豌豆、粳米同放锅中，加清水适量。武火烧沸后，文火炖至豌豆、羊肉熟烂，放入白糖、盐、味精、胡椒粉调味即可。功效舒筋活络，补中祛湿。适用于调治腰膝疼痛、四肢麻木不仁等症。（据《饮膳正要》）

☺ 宣木瓜炖肉汤

> ·猪肉 300~350克　·生宣木瓜 100克　·花生 200克　·眉豆 150克

猪肉切三四块放入锅内；加入洗净的花生米和眉豆，放姜片，加足水。烧沸后转慢火煲1~2个小时，至肉烂熟，加入盐调味即可。食肉喝汤。具有祛风湿、舒筋活络功效。可用于食治腰膝酸痛，四肢乏力等。

药酒
膏方类

☺ 木瓜泡酒

> ·木瓜 1350克　·砂糖 135克　·60度白酒 3000毫升

将成熟的木瓜洗净，晾干或擦去水分，切成圆片，皮和种子同时使用。把木瓜片、砂糖、白酒放入容器中，密封后置于阴凉处保存。6个月后便可饮用，但最好密封1年以上，可以使其风味、药效更佳。木瓜酒香气浓烈，非常爽口，直接饮用，或加水稀释，或搭配其他果酒、洋酒都十分合适。功效祛风活血。可用于风湿痹痛、筋脉拘挛、四肢麻木、关节不利，并有利于消除疲劳。

中药
药性

性味归经　酸，温。归肝、脾经。

功能主治　舒筋活络，和胃化湿。用于湿痹拘挛，腰膝关节酸重疼痛，暑湿吐泻，转筋挛痛，脚气水肿。

药用对内有积滞和小便短者忌用。

❶《食疗本草》："不可多食，损齿及骨。"

❷《医学入门》："忌铅、铁。"

❸《本草经疏》："下部腰膝无力，由于精血虚、真阴不足者不宜用。伤食脾胃未虚、积滞多者，不宜用。"

❹ 孟诜云："多食木瓜损齿及骨，皆伐肝之明验，而木瓜入手、足太阴，为脾胃药，非肝药，益可征也。"

❺《本草求真》："然使食之太过，则又损齿与骨及犯癃闭。"

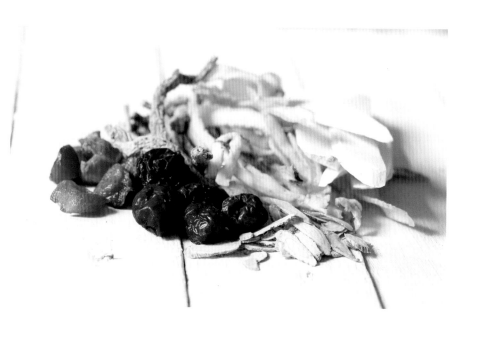

qian shi

芡实

别名 鸡头实，卵菱，雁喙实，鸡头，水鸡头，刀芡实，鸡头苞。

**一眼
识药**

为睡莲科植物芡的成熟种仁。8～10月种子成熟时割取果实，除去果皮，取出种子，洗净，再除去硬壳（外种皮），取种仁，晒干。

干燥成熟种仁呈类圆球形，多为破粒。完整者直径5～8毫米。表面有棕红色内种皮，一端淡黄色，约占1/3，有凹点状的种脐痕，除去内种皮显白色。质较硬，断面白色，粉性。无臭，味淡。

**食性
特点**

按用途分南芡和北芡。南芡亦称苏芡，是经驯化的优良品种，为食用佳品；北芡多为野生，去皮者又称池芡，主供食用，不去皮者多用于酿酒。

由种仁制成的淀粉又叫芡粉，供食用或酿酒。除种仁供食用外，嫩叶柄和花柄剥去外皮可作为蔬菜食用。

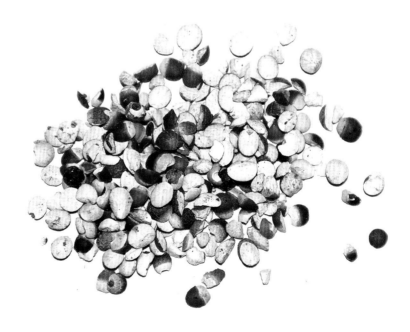

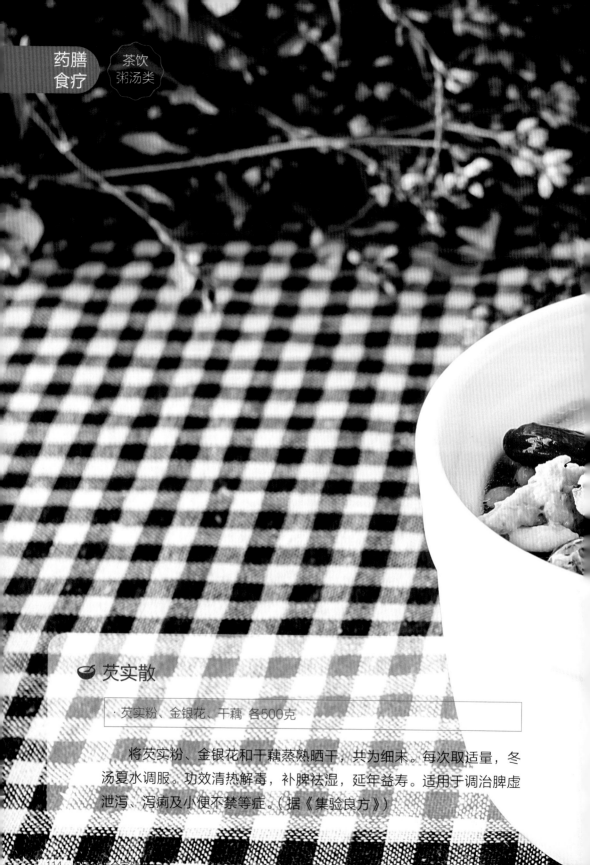

🥄 芡实散

> · 芡实粉、金银花、干藕 各500克

　　将芡实粉、金银花和干藕蒸熟晒干，共为细末。每次取适量，冬汤夏水调服。功效清热解毒，补脾祛湿，延年益寿。适用于调治脾虚泄泻、泻痢及小便不禁等症。（据《集验良方》）

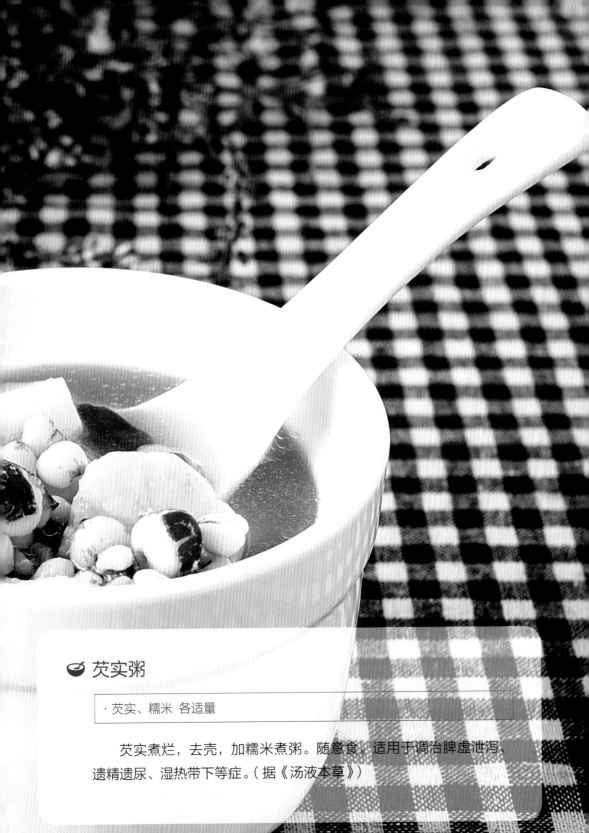

🥣 芡实粥

> · 芡实、糯米 各适量

　　芡实煮烂，去壳，加糯米煮粥。随意食。适用于调治脾虚泄泻、遗精遗尿、湿热带下等症。(据《汤液本草》)

🥣 芡实白果粥

> · 芡实 30克　　· 白果 10颗　　· 糯米 30克

　　共煮粥。每日一次，10日为一疗程。间歇服2~4个疗程。功效健脾补肾，固涩敛精。适用于调治肾虚遗精、小便失禁、白带久泄等症。（据《食医心鉴》）

🥣 芡实金樱粥

> · 粳米 100克　　· 芡实 20克　　· 金樱子 15克　　· 白糖 20克

　　金樱子去壳，与芡实同入砂锅水煎，去渣取汁，入米煮粥，粥熟加白糖食用。功效补肾固精，健脾止泻。适用于调治肾虚遗精、遗尿、白带过多、脾虚泄泻等症。（据《养生康复粥谱》）

🥣 芡实茯苓粥

> · 芡实 15克　　· 茯苓 10克　　· 大米 适量

　　将茯苓、芡实捣碎，加水煎至软烂时，加淘净的大米，继续煮烂成粥。每日分顿食用，连服数日。适用于调治肾虚气弱而小便不利、尿液混浊等症。（据《摘元方》）

🥣 芡实莲子安神汤

> · 芡实 10克　　· 莲子 40克　　· 茯神 20克　　· 白糖 1匙

　　莲子用热水浸泡1小时，去心。芡实、茯神洗净，用冷水浸泡半小时后连同浸液倒入锅内，加入莲子，小火慢炖1小时，加白糖，再炖1小时，至芡实、莲子酥烂。作点心食。功效宁心安神，益肾固精，健脾除湿。适用于调治夜卧不宁、梦遗等症。（据《常见慢性病食物疗养法》）

☺ 芡实莲子炖龙虱

> · 莲子肉、芡实 各15克　　· 龙虱（水鳖虫）10克

　　莲子去皮、心发透；龙虱入锅内稍煮去尿，洗净。同放碗内，加水适量，盖严，隔水炖熟，调味饮汤。功效益肾固精，健脾止泻。适用于调治肾虚精关不固、梦遗早泄、小便失禁等症。（据《疾病的食疗与验方》）

药膳
菜羹类

☺ 芡实黄芪煲大肠

> · 猪大肠 1副　　· 芡实、北芪 各30克

　　诸味洗净，猪大肠切段，加芡实、黄芪煲汤佐膳，去黄芪片不用或事先包入纱布袋中。功效健脾益气，升阳固脱。适用于调治大便溏泻、脱肛等症。（据《疾病的食疗与验方》）

☺ 芡莲猪尾

> · 猪尾 1条　　· 芡实、莲子 各45克　　· 红枣 5枚

　　猪尾洗净，斩成段；莲子洗净去皮、去心；红枣洗净去核。诸味下锅，加水3碗，烧沸后转文火炖2小时，调味。单食或佐餐。功效健脾补肾。适用于调治脾肾两虚而食少体倦、腹胀便溏，或小便不利、肢体浮肿、梦遗滑精等症。（据《强身食制》）

☺ 芡实煮老鸭

> · 老鸭 1只　　· 芡实 200克　　· 调料 适量

　　老鸭去毛、脏，洗净。芡实淘净，塞入鸭腹内，缝合，置砂锅内，加葱、姜、盐、黄酒、清水适量，烧沸后转文火煮2小时，至鸭熟

烂，调入味精。随意食。功效养胃滋阴，健脾利水。适用于调治脾虚水肿、泄泻、肾虚遗精、糖尿病等症。（据《家庭食疗手册》）

⏦ 煲三宝

> · 鸡肝 1个　· 芡实 30克　· 粳米 60克　· 盐 少许　· 麻油 数滴

粳米洗净，投入砂锅，加入适量清水，煲至粳米开花。再放入切好的鸡肝、芡实，煲至烂透（注意加沸水，并加以搅动）。食用时除去鸡肝，调入盐，滴下麻油。

特点：香浓甜烂，小儿宜口。此品有温中益气、通血脉、调和五脏、聪耳明目、强健筋骨之功效，能止烦渴泄痢，补肝肾亏虚，促开胃进食。此品还可以用粳米配上猪肝、枸杞子；鸭腿、乌鸡腿、赤豆；螃蟹、白豆；鸡腿、百合；火腿肉、莲子；麻雀、花生；肉、黑枣等原料合煲，功效大致相近。

⏦ 三宝鸡蛋

> · 鸡蛋 1个　· 芡实、去心莲子、怀山药 各9克　· 白糖 适量

将芡实、莲子、怀山药熬煮成药汤，再将鸡蛋煮熟，汤内加入白糖即可。吃蛋喝汤，每日一次。功效补脾，益肾，固精安神。适用于肾虚遗精。

⏦ 苦瓜芡实羹

> · 苦瓜 200克　· 芡实粉 15克　· 冰糖 30克

苦瓜捣烂取汁，加水适量煮沸，再加芡实粉、冰糖拌匀，稍煮即可食用。分两次早晚食用。功效滋阴壮阳。适用于调治房事过多造成的阴虚火旺。

🥣 三神煲豆腐

> · 豆腐 500克　　· 芡实 15克　　· 茯苓 15克　　· 山药 15克
> · 马铃薯 250克　　· 香菇 100克

　　芡实、茯苓、山药合碾为粉；豆腐洗净后，切成块状，大小约2厘米，抹精盐晾干；香菇浸发后，去蒂；马铃薯去皮切成小块状。炒锅放旺火上，倒入花生油，烧至八分热，豆腐抹去精盐，放入油炸，马铃薯也经油炸。炖锅内，放入豆腐块、香菇、马铃薯，将药粉调水倒入锅内煮沸后，小火煮约1小时，调味即成。欲红烧者，可放酱油。六物合用，有补脾益胃、固肾效果。适用于老人和小儿食欲不振、遗精、遗尿及调补病体衰弱。

糕点
主食类

🥣 芡实莲子饭

> · 大米 500克　　· 莲子、芡实 各50克

　　大米淘净；莲子温水泡发，去皮、去心；芡实温水泡发。拌匀，置锅内，加水焖饭食。功效健脾固肾，涩精止遗。适用于遗精、泄泻等症。（据《食物与性保健》）

🥣 芡实饺子

> · 猪肉 400克　　· 芡实 60克　　· 面粉 400克　　· 洋葱 8个
> · 嫩豌豆 4小碗　　· 盐、酒、酱油、麻油、胡椒 各适量

　　芡实切碎，水中浸泡1小时，去水备用。猪肉剁碎，洋葱切碎，与嫩豌豆放在大碗内，放入芡实，拌匀成馅。面粉中放半匙盐，热水揉

面，搓条，制成面剂，擀成饺子皮。馅放入皮中，包成饺子，随意做煎饺、蒸饺、水饺等。功效健脾止泻，固肾涩精，止带。适用于肾虚精关不固所致遗精、早泄及尿频或尿浊，脾虚所致久泻不止、带下等症。（据《养生食疗菜谱》）

🥣 芡实白雪糕

> · 芡实 300克　　· 百合干、山药 各30克　　· 大米 1千克　　· 白糖 300克

将芡实、百合干、山药、大米磨粉，加清水揉成面团，做成糕。上笼大火蒸半小时，撒上白糖即成。当点心食用。功效健脾养胃，涩精止遗，养神抗衰。适用于脾虚久泻、肾虚遗精等症调养。（据《百合治病亦养生》）

🥣 芡实百合糕

> · 芡实、百合干 各100克　　· 红糖 50克

将芡实、百合干研成细粉，加入红糖调匀制成糕状。将糕置于蒸盘内，上笼用大火蒸20分钟至熟。每天2次，佐餐食用。功效健脾和胃，涩肠止泻。适用于消化不良的调养。（据《百合治病亦养生》）

著名菜点

🍲 出骨母油八宝鸭（江苏菜系）

🍲 主料		青菜心 150克　带皮猪肥膘 500克
去毛嫩母鸭 1只（约2千克）		猪骨头 500克
🧂 配料		🧂 调料
糯米 75克	净莲子 15克	料酒 50克
白果肉 50克	栗子肉 50克	酱油 50克
净鸭肫丁 30克	南芡实 10克	葱结 20克
瘦猪肉丁 50克	熟冬笋片 25克	姜块 20克
熟冬笋丁 25克	水发香菇丁 25克	熟猪油 150克

调料（续）：
盐 3克　白糖 10克　葱白段 30克　香油 50克

整鸭出骨。将糯米淘净，笋丁、香菇丁、鸭肫丁、肉丁、莲子、芡实、白果、栗子一起放入碗中，加酱油拌和后，从鸭刀口填入腹内，用鸭颈皮塞住刀口（鸭头露出半），成八宝鸭。将八宝鸭、骨架、猪骨、肥膘一起放入锅中，舀入清水，置旺火上烧沸。然后把锅端离火口，将鸭（胸脯朝下）捞出放入有竹箅垫底的砂锅中，两旁放入肥膘肉、猪骨、鸭骨再放入葱结和姜块。然后在原汤锅中加料酒、酱油、白糖、盐，置旺火上烧沸，撇去浮沫，起锅倒入砂锅中，用圆盘压住鸭身，盖上锅盖，置小火上烧沸后，移到微火上焖约3小时至酥烂，揭盖，拣去葱、姜、猪骨、肥膘、竹箅，将鸭翻身（胸脯朝上），放上笋片、香菇、青菜心。炒锅置旺火上，舀入熟猪油，放入葱段炸香，起锅倒入砂锅中，淋入香油，盖上锅盖，再焖约5分钟，锅离火口，即成。

🍲 特点

鸭皮肥香，鸭肉酥烂，八宝有香而黏，有脆而鲜，味美汤浓。

🍲 芡实猪肚汤（粤菜系）

🍳 主料		🧂 配料	
猪肚 1个	芡实 30克	莲子 30克	红枣 10枚

🍲 制法

把猪肚翻转洗净，放入锅内，加清水适量，煮沸后捞起，去水，用刀轻刮净。芡实、红枣（去核）洗净，莲子（去心）用清水浸1小时，捞起，一齐放入猪肚内。把猪肚放入锅内，加足清水，武火煮沸后，改文火煲2小时，调味供食用。成品营养丰富，汤浓味甜美。

🍲 特点

芡实猪肚汤是一款经典的养胃汤，一般四季皆宜、老少皆宜。用于食疗保健，有健脾胃、益心肾、补虚损的效果。尤适宜于脾胃虚弱而不思饮食、泄泻日久，或心肾不交表现为心烦口渴、心悸失眠，或因肾虚致小便频数、夜尿多等人群食用。对胃溃疡、十二指肠溃疡患者也有食疗调养效果。

🍲 官府三宝鸡头米（淮扬菜系）

🍲 主料	🍲 配料
上等火腿肉、老鸭肉、草鸡肉、瘦猪肉	新鲜鸡头米

🍳 制法

把上等火腿肉、瘦猪肉、鸭肉、鸡肉文火煮熟，加清汤炖3～4小时即成清汤三宝。把鸡头米煮熟放入三宝汤中即可。

🍳 特点

此款菜品由我国烹饪大师潘小敏创制，是一道典型的江南风味的养生滋补汤，汤清鲜美。

🍲 荷塘小炒（粤菜系，经典菜品）

🍲 主料	🍲 配料
鸡头米、莲藕、虾仁、荷兰豆、黑木耳	蒜片、干葱片、红黄椒片、XO酱、料酒、盐、味精、生粉

🍳 制法

虾仁剁成茸，加适量盐、水、味精打上劲，从孔中塞入莲藕，塞紧后切成0.5厘米的片，沾上生粉入油锅煎至断生，其他主料过水待用。旺火热锅，下底油，五成热时放入配料煸出香味，倒入主料、酱料、料酒旺火翻炒。最后根据所需口味加入适量盐、味精调味后出锅即成。

🍳 特点

此菜品颜色丰富，红绿青白黑，配盘清淡雅致，色泽清新艳丽，是夏日开胃良菜。此款菜品虽是粤菜的经典，在广东和江南的餐馆中都很常见，人们也将它视为江南风情。

| 中药
药性 | 性味归经 | 甘、涩，平。归脾、肾经。 |
| | 功能主治 | 益肾固精，补脾止泻，除湿止带。用于遗精滑精，遗尿尿频，脾虚久泻，白浊，带下。 |

| 使用
宜忌 | 药用时对外感病不宜应用，恐其恋邪；新产应用不利，恶露外排也当慎用。赤浊淋痛、阳强不痿、大小便不利者忌用。婴幼儿不宜食用，有可能会导致小儿性早熟。 |

《随息居饮食谱》："凡外感前后，疟痢疳痔，气郁痞胀，溺赤便秘，食不运化及新产后皆忌之。"

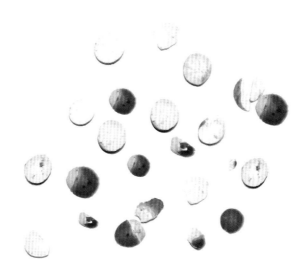

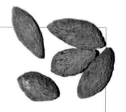

qing guo

青果

别名 橄榄，白榄，黄榄。

一眼识药

为橄榄科植物橄榄（甘榄）的果实。秋季果实近成熟时采收，晒干或阴干；亦有用盐水浸渍或开水烫过后，晒干。

干燥成熟果实呈纺锤形，两端钝尖，长2.5～4厘米，直径1～1.5厘米。表面棕黄色或黑褐色，有不规则皱纹。果肉厚，灰棕色或棕褐色。果核（内果皮）棱形，质硬，暗红棕色，表面具纵棱3条，其间各有2条弧形弯曲的沟；破开后，内多分3室，各有种子1粒。外种皮黄色，常紧附于内果皮上，内种皮红棕色，膜质，胚乳极薄，紧贴于种皮上，内有折叠的白色子叶2片。气无，果肉味初涩，久嚼微甜。以肉厚、味先涩后甜者为佳。

食性特点

橄榄是著名的亚热带特产果树，可供鲜食，其中有鲜食口感较好的栽培优质品种。但因果实中含苦涩物质，故多加工成蜜饯，而具有特殊风味。加工青果有"蜜渍""盐藏"等多种办法。

果仁可榨油供食用。青果油在地中海沿岸国家有几千年的历史，因其有极佳的天然保健功效、美容功效和理想的烹调用途，在西方被誉为"液体黄金""植物油皇后""地中海甘露"。

青果油是一种能直接食用的植物油。正常情况下它不需要任何精炼过程。在烹饪中既可冷用，又可热炒。由于青果油耐高温性能好，可用于油煎、油炸食物。而且煎炸后经过过滤，除去可能使其变质的食品渣，仍可多次使用。由于青果油抗氧化的能力很强，并具有黏稠性和特殊香味，是制作罐头食品和日常烹制菜肴的理想油料。

🍵 青果茶

> · 青果 2个　　· 绿茶 1克

　　将青果连核切成两半，与绿茶同放入杯中，冲入开水，加盖闷5分钟后饮用。功效清热，利咽，生津。适用于调治暑热伤津口渴、心烦等症，对酒伤昏闷也有一定效果。

🍵 青果石榴茶

> · 青果、石榴皮 各5～10克

　　青果切片，石榴皮撕碎，同放入茶杯中，沸水冲泡。代茶饮。适用于调治气卵（疝气）。（据《辽宁中医验方》）

🍵 青果芦根茶

> · 青果或咸橄榄 30克　　· 芦根 60克

　　青果捣碎，芦根切碎，水煎取汁，代茶饮。适用于调治流感、胃火牙痛、肺热咳嗽、咽喉肿痛等症，水痘初起时可饮用。（据《常见病中医临床手册》）

🍵 橄榄杨梅茶

> · 鲜橄榄 60克　　· 杨梅 10克　　· 白糖 适量

　　将橄榄及杨梅洗净，加水三碗煎至一碗，去渣取汁，加入白糖调匀即可。每日一剂，代茶饮用。可清热生津、止咳化痰、解酒化积。适用于调治急性咽炎、酒毒烦渴、头痛、咳嗽痰多、胸闷气急等症。

枸杞青果饮

> · 枸杞子 20克　　· 青果 20克

　　枸杞子、青果洗净，置锅中，加清水500毫升，急火煮开10分钟，改文火煮10分钟，滤渣取汁。分次饮用。功效滋阴补肝，活血止痛。适用于调治大肠癌，属肝肾阴虚型，腹部胀痛、形体消瘦、五心烦热、头昏耳鸣、盗汗口干者。

青果萝卜饮

> · 鲜白萝卜 250克　　· 青果 5个

　　将白萝卜洗净、切片，青果打碎，加水一碗煮熟即可。每天一剂，顿饮代茶饮，连服10～15剂。功效清肺利咽止咳。适用于调治慢性咽炎、肺热伤阴咳嗽以及上呼吸道感染、流行性感冒、急性咽喉炎、急性扁桃体炎及支气管炎等病症。

青柠汤

> · 青果 300克　　· 柠檬汁、冰糖 各适量

　　青果洗净，切成薄片。净锅内放清水、白糖、柠檬汁、青果片，烧沸，起锅即成。无柠檬汁亦可，又称橄榄冰糖茶。可代茶随时饮用。功效生津止渴，清热解毒，清凉除烦。适用于调治燥热咳嗽、咽喉肿痛、饮食积滞、酒毒积热、鱼骨鲠喉、小儿百日咳及肠风便血等症。

青果玉竹百合汤

> · 青果 230克　　· 干百合 15克　　· 玉竹 9克　　· 白糖 适量

　　青果洗净，削去皮，切成指甲片状。净锅内放清水、干百合、玉竹，炖至熟烂，拣去玉竹，加入白糖、青果片，烧沸，起锅即成。随时饮用。功效清热解毒，生津止渴，滋阴润肺，利咽止咳。（据《药膳食疗》）

☕ 青果山楂汤

·青果 20克	·山楂 15克	·炒谷芽 10克	·炒麦芽 10克

每日一剂，水煎服。适用于调治胃阴不足、食欲不振、消化不良。

☕ 青果紫苏饮

·青果 60克	·紫苏叶 10克	·生姜、葱白 各15克

水煎去渣取汁，每日一剂，分两次服下。有解表散寒、健胃和中功用。适用于调治风寒感冒、脘腹胀满、呕吐气逆等症。

药膳
菜羹类

☕ 青果拌麒麟菜

·青果 200克	·干麒麟菜 25克	·葱丝 10克
·香油、白糖、醋、精盐、味精 各适量		

将干麒麟菜洗净，用开水泡数小时，捞起，切成丝。青果洗净，削去皮，切成丝，盛入盘中，加入麒麟菜丝、精盐、白糖、醋、味精、香油，拌匀即成。佐餐食用。功效清热化痰、解毒、开胃。（据《药膳食疗》）

☕ 青果梨羹

·青果 250克	·梨块 300克	·白糖、水豆粉 各适量

梨块切成指甲片；青果洗净，削去皮，切成指甲片。净锅内放清水、白糖烧沸，放入梨片、青果片、水豆粉，收汁成羹汤浓度，起锅即成。随时饮用。功效生津止渴，润燥化痰，清热解毒。（据《药膳食疗》）

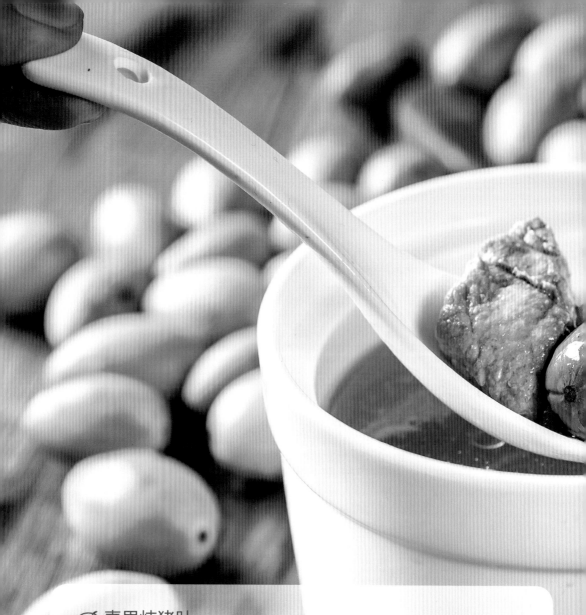

🥣 青果炖猪肚

·猪肚 500克	·青果 20克	·盐 2克

　　猪肚洗净，先用开水烫一下，再与青果一起放入锅中，加适量清水，炖至猪肚熟烂即可。食用时加少许食盐调味，以喝汤为主。孕妇于产前最后一周服用一次即可，有清热去火安胎功用。此品是我国南方传统的产前清胎火药膳，效果明显，可明显减少因胎火所引起的新生儿红斑等问题。

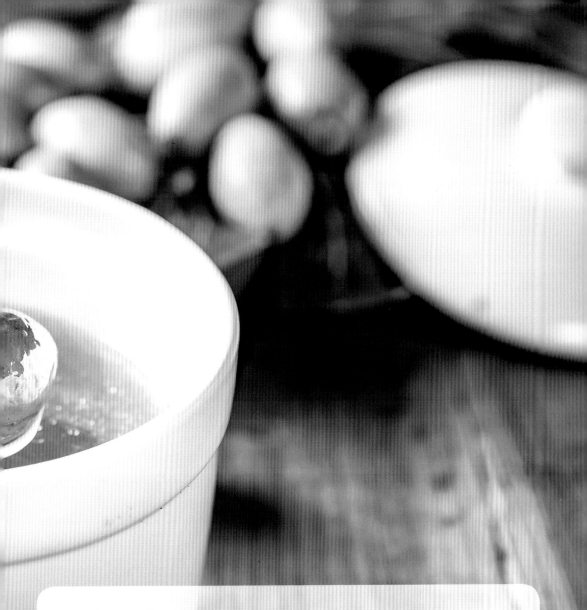

🥣 青果五指毛桃排骨汤

| ·排骨 500克 | ·五指毛桃 30~50克 | ·青果 5~10粒 | ·生姜 3片 |

　　排骨洗净斩成段，放入姜片、青果和五指毛桃，加水大火煮沸，再小火慢炖，最后加入适量盐调味。佐餐吃排骨饮汤。功效健脾补气、生津润燥、祛湿清热。适宜于大多数人饮用，尤其适合调理痰湿、湿热体质的人。

青果猪骨汤

· 猪扇骨（猪后背上月亮骨）400克　· 青果 250克
· 胡萝卜 2根　　· 葱、姜、盐 各适量

将猪扇骨斩段，飞水。胡萝卜去皮切块，青果拍裂。把猪扇骨和青果、胡萝卜、姜片一起放进汤锅里，加足量水用大火煮沸，转中小火煲1.5小时，起锅时加葱花和盐调味。功效生津止渴利咽，是对咽喉炎和肺热咳嗽、咽喉肿痛有明显疗效的南方民间食疗方。也可不用胡萝卜而加用蜜枣两三颗。

炖青果螺头汤

· 净海螺头 400克　· 青果 150克　· 姜 5小片　· 鸡汤 2000克
· 瘦肉 150克　　· 精盐、味精、胡椒粉、绍酒 各适量

将海螺头洗去黑斑及杂物，洗净。将青果用刀拍破待用。将螺头和青果装入炖盅内（每人一份），各注入鸡汤、姜片、烫熟瘦肉和绍酒，加盖，用湿宣纸将盖子密封，然后上笼蒸90分钟左右，配上精盐、胡椒粉调味即成。功效润肺滋阴，清肺利咽，祛痰理气，清热解毒。

药酒
膏方类

青果酒

· 干青果 50克　· 青黛 5克　· 白酒 1000毫升

将干青果洗净，晾干水气，逐个拍破；青黛与青果加入酒坛中封口，浸泡15天，每隔5天摇动一次。适量饮服。功效清热利咽，凉血解毒。适用于调治咽喉肿痛、口渴、烦热等症。（据《中国药膳》）

🥣 青果郁金膏

| ·鲜青果（打碎）500克 | ·郁金 250克 | ·白矾 100克 | ·蜂蜜 适量 |

青果、郁金水煎两次，去渣，合并滤液，浓缩，加明矾、蜂蜜收膏。每服10毫升，白开水送下。早晚各一次。功效清心祛痰解郁。适用于调治癫狂痫症。（据《本事方》）

🥣 青果膏

| ·鲜青果 5千克 | ·胖大海 120克 | ·锦灯笼 60克 | ·山豆根 30克 |
| ·天花粉 120克 | ·麦冬 120克 | ·诃子肉 120克 | |

上药酌予切碎，水煎三次，分次过滤后去滓，滤液合并，用文火熬煎浓缩至膏状，以不渗纸为度。功效清咽止渴，可用于调治咽喉肿痛，失音声哑，口燥舌干。每30克膏汁兑蜜30克。每服9～15克，每日二次，温开水调化送下。服药期间，忌食辛辣动火之物。（据《北京市中药成方选》）

著名菜点

🍲 橄榄菜（粤菜系）

取橄榄甘醇之味，芥菜丰腴之叶煎制而成。橄榄菜制作工艺可追溯至宋明时代，经加工制作后具有"清、鲜、爽、嫩、滑"等特点。

做法一

🥢 主料	🧂 配料
芥菜、青果	食用油、酱油、盐

制法

将青果清洗干净，用清水浸渍漂洗，滤去酸涩水分。再选取盐渍的芥菜，用刀切碎。把青果与芥菜叶放入铁锅，添加花生油及适量食盐，以文火煮至将近熟烂之时，将已切碎的红辣椒、蒜头、少许芝麻、花生仁等辅料加入拌匀，再煮五分钟后即成。制法中讲究须经八道工序：先选用碧绿丰润的鲜橄榄，去其苦涩，再以香醇花生油和盐反复番炒，尽取香馥之味，留其珍贵橄榄油成分，加入精选芥菜叶，并控制不同火候，慢慢搅拌，榄汁、香油渐渗其中，使其逐渐乌黑亮泽。经10小时以上文火煎熬，佐以香料，方制成滑润爽口的橄榄菜。

做法二

🍳主料	🧂配料
芥菜叶、橄榄	食用油、酱油、盐

📋制法

将橄榄压破，浸去涩汁或煮熟后，再浸在水里两天，让涩汁沥干后，在锅里用油和盐反复翻炒，中间再加进咸菜叶（要老咸菜叶较好），用慢火熬数小时，使其成为黑得像墨的乌橄榄菜。冷却后装进坛中。此道菜油要下得多，帮助消化、开胃的效果好，每次少取放碟子中佐餐。坛里的汁液不能混入生水，可以保存几个月，否则易发霉。

📋特点

下箸品尝，异常芳冽，细细咀嚼，留香齿颊，食之开胃消食，帮助消化，增进食欲。橄榄菜一般人群均可食用，但2岁以下幼儿不宜食用。食用时搭配一碗清甜的白粥，味道极佳。

🍲 刀豆橄榄菜（潮汕风味）

🍳主料	🧂配料
刀豆、猪肉（切末）、橄榄菜	食用油、酱油、盐

📋制法

刀豆切粒，用油炸熟。橄榄菜切碎，拌入肉末，用油煸熟。倒入刀豆粒，调味炒匀即可。刀豆油炸至皮皱，耗油不多，既快熟又保持色绿；橄榄菜咸鲜，要留意调味用量；选用汕头出产的橄榄菜为佳。

🍲 榄菜四季豆（粤菜系）

🥘 主料

牛肉馅 100克　　橄榄菜 80克
四季豆（扁豆）300克
黄瓜 1根

配料

绍酒、生抽 各1汤匙（15毫升）
盐 1茶匙（5克）　洋葱 1/2个
蒜茸 2茶匙（10克）
油 1汤匙（15毫升）
水淀粉 2汤匙（30毫升）

📖 制法

将四季豆洗净，摘去两端及老筋，再切成碎末。黄瓜洗净，切成长长的薄片。洋葱剥去外皮，切碎。锅中放入适量热水，大火烧沸后将四季豆碎末放入，煮4分钟，捞出沥干水分待用。将黄瓜片叠起，摆入盘中外圈。中火烧热锅中的油，待烧至五成热时将洋葱碎和蒜茸放入爆香，随后放入牛肉馅翻炒片刻，直至牛肉馅中的水分炒干。将四季豆碎末和橄榄菜放入锅中，再调入绍酒、生抽和盐翻炒约3分钟，接着盛入盘中。将水淀粉倒入锅中，大火烧制成玻璃芡汁，最后淋在榄菜四季豆上即可。

扁豆一定要煮熟，否则会对人体产生不良反应，如呕吐、头晕等。榄菜四季豆中的肉末可根据个人的喜好，选用猪肉、鸡肉等肉馅来烹调，如果不用肉馅亦可，则成为一款创新型的风味素菜。

中药药性

性味归经　甘、酸，平。归肺、胃经。

功能主治　清热解毒，利咽，生津。用于咽喉肿痛，咳嗽痰黏，烦热口渴，鱼蟹中毒。

使用宜忌

药用对脾胃虚寒及大便秘结者慎用。

青果是制作橄榄油的"橄榄"吗

单说橄榄，要区分两种不同的橄榄树：一种是木樨科橄榄，又称油橄榄，属于唇形目木樨科木樨榄属植物，原产于地中海地区，果实主要用于生产可供食用的橄榄油。另一种是橄榄科橄榄（甘榄），芸香目橄榄科橄榄属植物，原产于中国南部地区，又名青果，果实主要用作水果，微苦带甜，并供药用，为药食两用品种。

这种水果橄榄（甘榄）栽培品种有多种，如青橄榄（檀香橄榄）和茶橄榄。药用者多取自青橄榄，即以青果为名，因其果实尚呈青绿色时即可供鲜食而得名。

橄榄树高，在果实将熟前，用木钉钉树，再放少许盐入树皮内，果实一旦成熟便自落。橄榄果生食甚佳，用蜜渍、盐藏后可方便运输。橄榄树枝如黑胶的，烧烤时气味清烈，称为榄香。

青果是传统的中药材，青橄榄药用是橄榄中最好的一个品种，对治疗慢性咽炎、声音嘶哑、咽喉疼痛、喉咙干痒肿痛或有异物感、扁桃体炎、咳嗽、喉咙痰多等有很好的效果，现今还广泛应用于降血压、降血糖、降血脂，对软化血管有一定的功效。青果生食、煮饮，都可解酒醉，解河豚鱼毒。嚼汁咽下，治鱼骨鲠及鱼蟹毒。

按《名医录》载：吴江一富人，食鳜鱼被鲠。鱼骨在胸中不上不下，疼痛无比，半月后奄奄一息。忽遇渔人张九，告知取橄榄服食，当时没有橄榄，便用橄榄核研末，取急流水调服，骨遂下而愈。如今人们煮河豚和甲鱼，都放入青果，因知青果能治一切鱼蟹之毒。

桑椹

别名 桑实，乌椹，文武实，黑椹，桑枣，桑葚子，桑果，桑粒。

一眼识药　为桑科植物桑的成熟果穗。5~6月果实近成熟时，色发红即采收，直接晒干或烘干，亦有稍蒸或用热水浸泡后再晒干。后者易干燥和保存。

干燥果穗为聚花果，有多数小瘦果集合而成，呈长圆柱形，有的稍弯曲，长1~2厘米，直径0.5~0.8厘米，果序柄长1厘米。果穗有瘦果30~60个，表面黄棕色、棕红色至暗紫色。瘦果卵圆形，稍扁，长约2毫米，宽约1毫米，外包肉质花被片4，果实边缘有棱线，果皮薄。种皮淡黄色，胚乳白色，油质。气微，味微酸而甜。

食性特点　食用果品。可鲜食，味清香甜酸。以颗粒比较饱满，厚实，没有出水，比较坚挺的，品质较好。浅色桑椹相对会有酸头，以深色者如由红变紫色的最甜，表明完全成熟。也可供制饮料、酿酒等。

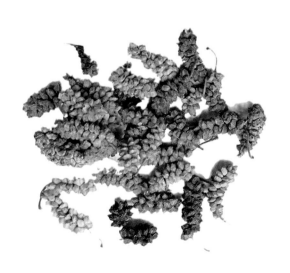

🥣 桑椹粥

> · 桑椹 30克　　· 糯米 100克　　· 冰糖 少许

　　桑椹浸泡片刻，洗净后与米同煮粥，熟后加入冰糖溶化。每日两次，空腹食用。功效补肝滋阴，养血明目。适用于调治肝肾阴虚引起的头晕目眩、视力减退、耳鸣、腰膝酸软、须发早白以及肠燥便秘等症。无病者食用可补养强壮、聪耳明目、黑发、抗衰老、益寿延年。（据《粥谱》）

🥣 桑椹牛骨汤

> · 牛骨 250~500克　　· 桑椹干 25克

　　将桑椹干洗净，加酒、糖少许蒸制。另将牛骨置深锅中，水煮，开锅后撇去浮沫，加姜、葱再煮。见牛骨发白时，表明牛骨的钙、磷、骨胶等已溶解到汤中，随即捞出牛骨。加入已蒸制的桑椹，开锅后再去浮沫，调味后即可饮用。此汤有滋阴补血、益肾强筋之功，适用于骨质疏松症，同时还可用于更年期综合征。另对肝肾阴亏引起的头晕、失眠、耳聋、神经衰弱有疗效。为中老年人常饮的养生汤水。

🥣 桑椹蒸蛋

> · 鸡蛋 2个　　· 桑椹膏 25克　　· 核桃泥 30克　　· 味精 1克
> · 熟猪油 15克　　· 酱油 2克

　　鸡蛋打入碗内，加桑椹膏、核桃泥、味精，用竹筷打散成蛋浆汁，放入蒸笼内。旺火开水蒸10分钟取出，加入熟猪油、酱油。功效养血润燥，补益肝肾。适用于调治肝肾不足所致头昏眼花、须发早白，老年人血虚津枯、大便秘结等症。对脾虚大便溏薄、腹泻和湿阻脾胃的病症不宜服用。（据《养生食疗菜谱》）

桑椹蚌肉汤

| ·鲜蚌肉 100克 | ·鲜桑叶 50克 | ·桑椹 50克 |
| ·枸杞子 15克 | ·生姜 8片 | |

　　将桑叶、桑椹、枸杞子、生姜、蚌肉洗净备用。将全部用料一起放入锅内，加清水适量，先大火煮沸半小时后调味，即可熄火食用。以上诸物合用，有清热明目、生津润肠的效果。适用于肝虚有热的老花眼、双眼干涩、畏光目赤等症。

桑椹红枣羹

| ·桑椹 30克 | ·红枣 50克 |

　　将桑椹、红枣同置锅内，加水适量，文火炖烂即成。去枣核、皮，加糖调味，一次吃下。功效补益肝肾，健脑益智。适宜于神经衰弱、失眠、健忘、心悸、眩晕者食用。此品桑椹配补益心脾、健脾益胃的大枣，颇适宜于脑力劳动者常见的贫血、神经衰弱症而见心脾不足、肝肾亏虚者食用。

糕点
主食类

桑椹饭

| ·大米 250克 | ·桑椹（选择紫或红桑椹）25克 |

将桑椹洗净后捣取汁，然后将桑椹汁与大米一同倒入锅内，加入适量清水，按常规方法同煮成饭即成。用作主食。具有滋补肾阴、聪耳明目功用。适用于肾阴虚型糖尿病患者食用，症见口渴、多饮、多尿、须发早白等。

🥣 桑椹枸杞饭

> ·桑椹（鲜者尤宜）30克　·枸杞子 30克　·粳米 80克　·白糖 20克

取桑椹、枸杞子、粳米淘洗干净放入锅中，加水适量，并加白糖，文火煎煮，焖成米饭。作主食食用。功效补益肝肾。适用于食疗调养肝肾阴虚型骨质疏松症，多表现为腰背酸痛、两膝酸软、眩晕耳鸣、口燥咽干、足跟痛或易骨折等症状，多因劳累过度或年老体衰所致。

🥣 桑椹饼干

> ·桑椹 50克　·白糖 200克　·面粉 300克

桑椹洗净，放铝锅内，加水适量，文火煮熬20分钟去渣取汁。白糖与面粉混匀，用药汁和成面团，做成饼干，烘烤熟。功效补肝肾，润肠胃，养容颜。适用于肝肾阴虚、气血不足之头晕目眩、皮肤干燥、大便干结等症。（据《中国药膳大全》）

🥣 桑椹蛋糕

> ·桑椹、旱莲草 各30克　·女贞子 20克　·鸡蛋 500克
> ·白糖 300克　·面粉 200克　·发面、碱水 各适量

前三味水煎取汁，倒入盛面粉的盆内，加白糖、鸡蛋、发面拌匀，揉成面团。发酵后再加碱水揉好，做成蛋糕，上笼蒸15分钟。作点心用。功效滋补肝肾，润肺和中。适用于阴虚体弱、眩晕失眠、腰膝酸软等症。（据《中国药膳》）

药酒
膏方类

🥣 桑椹酒

| ·桑椹 5千克 | ·大米 3千克 | ·酒曲 适量 |

　　将桑椹捣汁煮过，米煮半熟沥干，与桑椹汁液拌和，蒸煮后下酒曲适量拌匀，装入瓦坛内，发酵至味甜可口。每次4汤匙，开水冲服，或加水适量煮食服用。功效补肾益阴。适用于调治水肿胀满。此据《普济方》用桑椹、桑心皮、糯饭煮汁酿酒法。（据《大众药膳》）

🥣 桑椹柠檬酒

| ·桑椹 1千克 | ·柠檬 5个 | ·白糖 100克 | ·米酒 1800毫升 |

　　桑椹洗净晒干，柠檬去皮切开，一同浸入酒中，10天后即可饮用。适量饮服。功效补血养阴。（据《中国古代养生长寿秘法》）

🥣 鲜桑椹酒

| ·鲜桑椹 100克 | ·白酒 500毫升 |

　　将鲜桑椹洗净捣汁放入纱布袋内，扎紧袋口，将其与白酒同放瓶中，密封浸泡3天即成。随时饮，每次一小盅。功效固肾阴，利水消肿。主治湿热内阻而引起的水肿、下肢浮肿、小便不利、关节作痛、耳鸣、目眩口渴、头发早白等症。（据《本草纲目》）

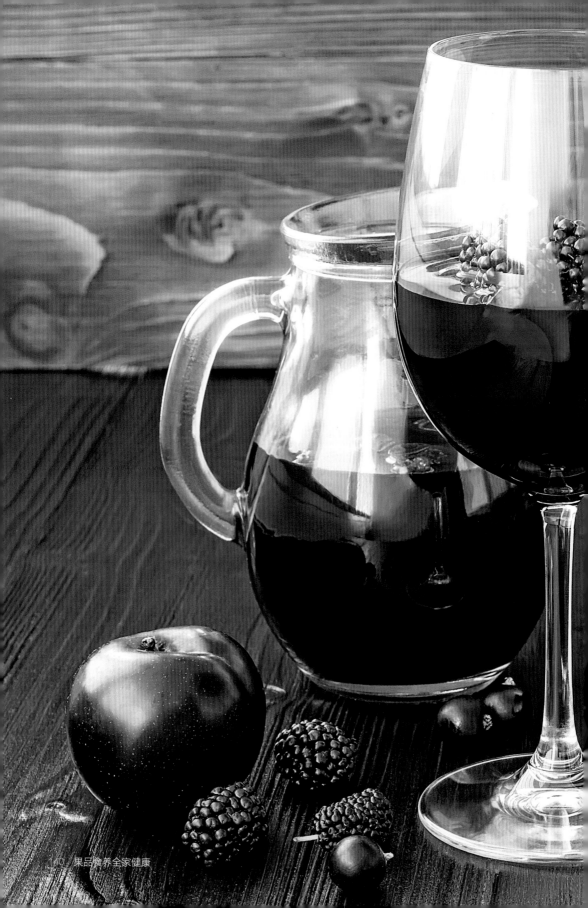

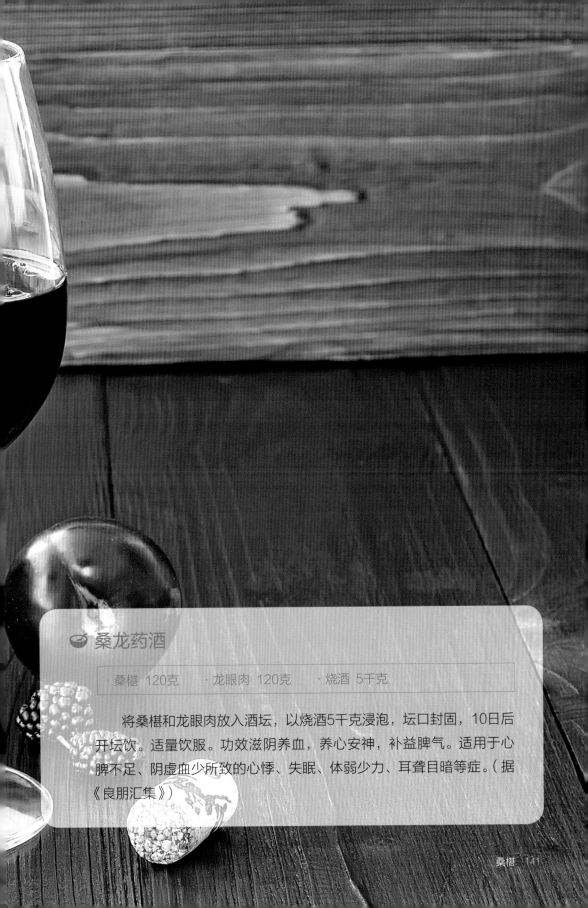

桑龙药酒

· 桑椹 120克 　　· 龙眼肉 120克 　　· 烧酒 5千克

　　将桑椹和龙眼肉放入酒坛，以烧酒5千克浸泡，坛口封固，10日后开坛饮。适量饮服。功效滋阴养血，养心安神，补益脾气。适用于心脾不足、阴虚血少所致的心悸、失眠、体弱少力、耳聋目暗等症。(据《良朋汇集》)

🥣 蜂蜜桑椹膏

> · 鲜桑椹 1千克（干品500克）　· 蜂蜜 300克

　　桑椹洗净，加水适量煎煮，每30分钟取煎液一次，加水再煎，共取煎液2次。合并煎液，再以小火煎熬浓缩至较黏稠时，加蜂蜜至沸停火，待冷装瓶。每次一汤匙，以沸水冲化饮用，每日早晚2次服用。功效滋补肝肾，聪耳明目。适用于调治失眠、健忘、目暗、耳鸣、烦渴、便秘及须发早白等症。《保命集》卷下有文武膏（文武实即桑椹），《外科理例》卷三有桑椹膏，皆系用桑椹熬成，可食治瘰疬结核。（据《医学大辞典》）

中药药性

性味归经　甘、酸，寒。归心、肝、肾经。

功能主治　滋阴补血，生津润燥。用于肝肾阴虚，眩晕耳鸣，心悸失眠，须发早白，津伤口渴，内热消渴，肠燥便秘。

使用宜忌

　　药用对血虚有寒者不宜，脾胃虚寒便溏者禁服。

❶《神农本草经疏》："脾胃虚寒作泻者勿服。"

❷《杨氏产乳》："凡子不得与桑椹子食，令儿心寒。"

❸《本草省常》："多食致衄，孕妇忌之。"

　　食用桑椹时宜注意以下几点。

❶ 因桑椹性质偏于寒凉，尽量不要与苦瓜、番茄、茭白、荸荠、菱肉、百合等凉性食物一起吃，避免太寒。

❷ 熬桑椹时忌用铁器，因桑椹会分解出酸性物质，与铁产生化学反应而出现毒性。

❸ 桑椹中含有溶血性过敏物质及透明质酸，过量食用容易发生溶血性肠炎。

❹ 少年儿童不宜多吃桑椹。因桑椹含有较多的鞣酸，能够抑制胰蛋白酶，从而影响人体对铁、钙、锌等物质的吸收。

❺ 脾虚便溏者不宜吃桑椹。

⑥ 桑椹含淀粉多，即含糖量高，糖尿病患者只宜尝鲜或宜忌食。

⑦ 孕妇不宜过多食用桑椹。

⑧ 多吃桑椹会导致鼻出血，尽量避免空腹吃，对营养吸收不好。

⑨ 桑椹性寒，可以与桂圆、枸杞子等配合代茶泡饮，可中和其寒性。

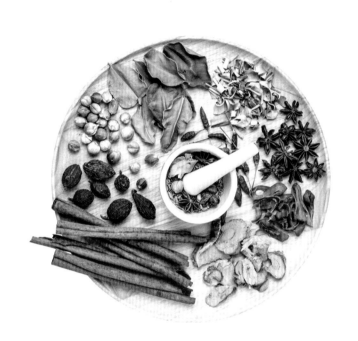

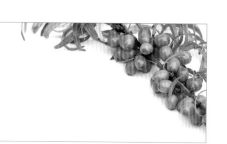

sha ji

沙棘

别名 沙枣，醋柳果，酸刺，黑刺。

为胡颓子科沙棘属植物沙棘的果实。秋、冬二季果实成熟或冻硬时采收，除去杂质，干燥或蒸后干燥。

干燥成熟果实呈类球形或扁球形，有的数个粘连，单个直径5～8毫米。表面橙黄色或棕红色，皱缩，顶端有残存花柱，基部具短小果梗或果梗痕，果肉油润，质柔软。种子斜卵形，长约4毫米，宽约2毫米；表面褐色，有光泽，中间有一纵沟；种仁较硬，种仁乳白色，有油性。气微，味酸、涩。

果实可供食用。种子可榨油。沙棘果和油可以制造宇航人员食品。沙棘果除鲜食外，还可用于生产果汁、浓缩汁、汽水、固体饮料、果酒、果酱、果脯、果冻沙棘油、沙棘晶、保健品等。

沙棘果实营养丰富。其果实中含有多种维生素、脂肪酸、微量元素、亚油酸、沙棘黄酮、超氧化物等活性物质和人体所需的各种氨基酸。其中维生素C含量极高，每100克果汁中，维生素C含量可达到825～1100毫克，是猕猴桃的2～3倍，素有维生素C之王的美称。含糖7.5%～10%，含酸3%～5%。

沙棘油中含有大量的维生素E、维生素A、黄酮等，具有抗疲劳和增强机体活力及抗癌等特殊药理性能，具有保护和加速修复胃黏膜、增加肠道双歧杆菌的作用，有降低血浆胆固醇、减少血管壁中胆固醇含量的作用，能防治高脂血症和动脉粥样硬化症，并有促进伤口愈合的作用。

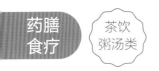
沙棘糖水

> ·沙棘 100克　·白糖 适量

　　将沙棘去杂洗净，放入铝锅中，加适量水，煎煮约1小时，加入白糖拌匀即成。沙棘果糖水能增强人体免疫功能，防治癌症，减少辐射伤、降压、降低胆固醇。常饮之，可扶助人体正气，壮身健体，减少疾病，延缓衰老。

沙棘槐米茶

> ·沙棘 30～50份　·槐米 10～30份　·菊花 20～50份

　　取三种原料，按比例配成沙棘槐米茶，取适量加开水直接冲泡即可。具有清肝疏风、降火明目、止渴除烦、扩张血管、降低血脂等功效。对于辅助治疗心脑血管疾病具有一定的效果，适合长期饮用。尤其适用于目赤、眼目昏花、消渴、烦热等症。

沙棘玉米汤

> ·玉米粒 20克　·沙棘 20粒　·冰糖 100克　·淀粉 少许
> ·水 1000毫升

　　将玉米粒用清水泡软，入汤锅加水，烧开后加入冰糖和沙棘粒，熬制10～15分钟，勾芡入锅，沸后即可，滋味酸甜可口。功效滋肝明目，健脾和胃，调中开胃，益肺宁心，清湿热，利肝胆，延缓衰老。适用于食治消化不良、脾胃不和等症。

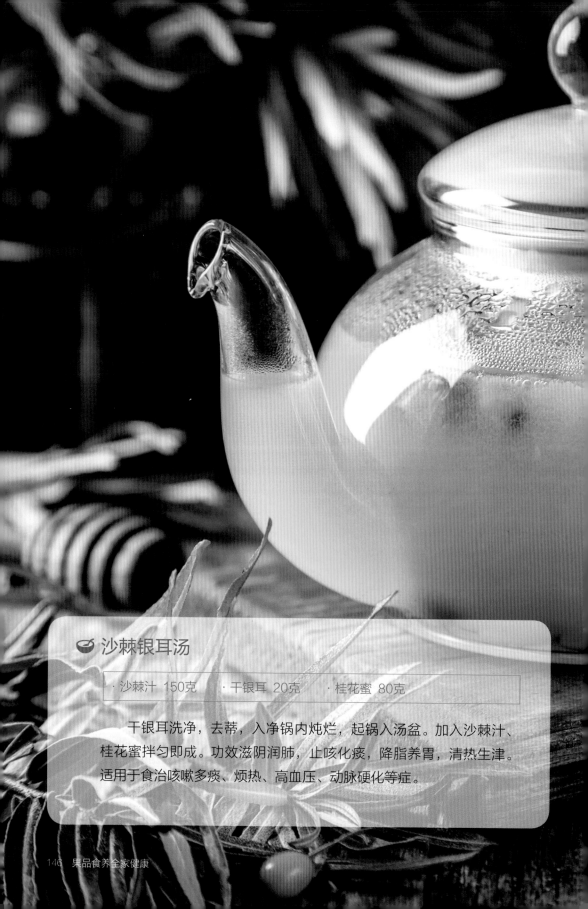

🍵 沙棘银耳汤

| ·沙棘汁 150克 | ·干银耳 20克 | ·桂花蜜 80克 |

　　干银耳洗净，去蒂，入净锅内炖烂，起锅入汤盆。加入沙棘汁、桂花蜜拌匀即成。功效滋阴润肺，止咳化痰，降脂养胃，清热生津。适用于食治咳嗽多痰、烦热、高血压、动脉硬化等症。

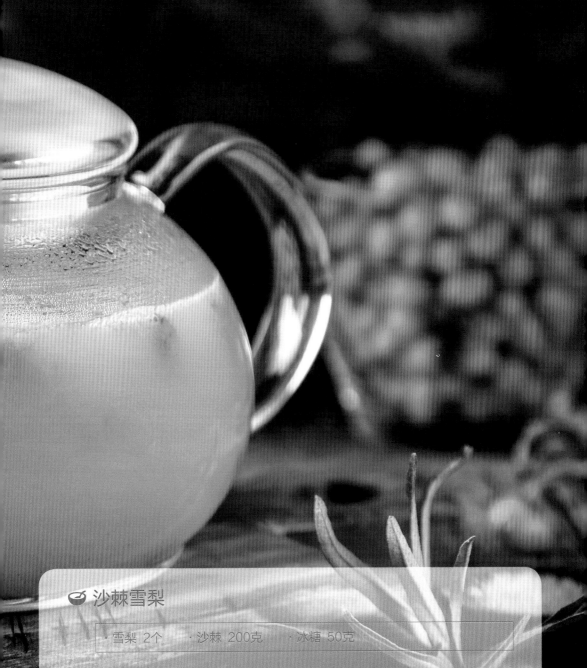

沙棘雪梨

· 雪梨 2个　　· 沙棘 200克　　· 冰糖 50克

　　将雪梨去皮、去核，切块。锅里加水烧开，放入切好的梨，大火烧开后，转中小火煮20分钟左右。加入冰糖、沙棘炖至汤浓即可。功效润肺、生津、清热、化痰。适用于食治肺燥咳嗽、干咳无痰、唇干咽干等症。

🥣 沙棘滋补粥

·糯米 50克	·薏米 10克	·燕麦 5克	·大枣 10枚
·沙棘果 20克	·龙眼肉 5克	·南瓜子仁 5克	·青梅 5克
·莲子 5克	·冬瓜条 5克	·红小豆 10克	·冰糖 适量

　　米淘洗好后用少量温水浸泡半小时，煮出粥来更软糯。锅中加水，水开后加入淘洗好的米，边煮边搅以防粘锅。大火煮开10分钟后转中小火继续煮20分钟，加入大枣、沙棘、龙眼肉、青梅、莲子、冰糖，再煮约10分钟，至米软糯成粥即可。功效祛湿、利肠胃、消水肿、健脾益胃、促进排铅、抗氧化。适用于食治调养神色晦暗、精神不足，以及心悸、贪睡、烦躁失眠、脸上起红疹、痘痘等症。

药膳
菜羹类

🥣 沙棘果酱

·沙棘 100克	·胡萝卜 150克	·白糖 200克

　　将沙棘去杂洗净，榨汁，滤出清汁，渣留用。胡萝卜洗净去杂。将胡萝卜、沙棘渣放在一起搅碎，放锅内加沙棘汁浓缩，加糖后煮沸，盛起装瓶封口。沙棘果酱是由沙棘与健脾化滞的胡萝卜和白糖制成，可为人体提供丰富的维生素C、胡萝卜素、糖类等营养成分，丰富的维生素C、维生素E、胡萝卜素有助于增强人体免疫功能，扶助人体正气，强身健体，防癌抗癌，健美抗衰老。还适用于体虚乏力、消化不良、咳喘、百日咳、角膜干燥、两目昏花、夜盲等病症。

🥣 沙棘蛋花汤

·鸡蛋 300克	·沙棘 100克	·水 1000毫升	·冰糖 5克

　　将沙棘洗干净，沥干备用。把鸡蛋打入碗中，搅匀备用。在锅中加入适量水，烧开后放入打匀的鸡蛋，待鸡蛋散开呈蛋花状时放入沙

棘。煮5分钟后加入冰糖，继续熬煮5分钟后即可饮用。此汤有促进机体新陈代谢的功效。适合过度疲劳、缺少活力的人群食用。

沙棘粟米羹

> ·粟米羹罐头、沙棘、水、白糖、水粉面

汤锅上火，加入适量的水烧开，放入粟米羹与沙棘烧沸，撇去浮沫。放入适量的白糖调好口味，勾入粉芡，待成米汤状出锅，装入汤碗中即可。色泽金黄，味道酸甜适口。功效益脾胃，养肾气，除烦热，利小便。适用于调治脾胃虚热、反胃呕吐、脾虚腹泻、烦热消渴、口干、热结膀胱、小便不利等症。此羹加水时，用水量以成羹后的色泽及其酸度来综合掌握。

沙棘鸡蛋羹

> ·鸡蛋 4个   ·沙棘 10克   ·盐 少许

加入与鸡蛋同量的清水和2克盐，打匀，喜欢吃嫩点的可以多加点水。将打匀的蛋液过细纱网，滤去蛋液中的絮状物，可以让蛋羹更加丝滑细腻。在蛋液上撒上少许沙棘，用保鲜膜封住，用牙签在保鲜膜上戳五六个小洞。蒸锅水开后，将其上锅蒸6~10分钟即可。功效补肺养血、滋阴润燥，提高抵抗力和免疫力。适用于调治病后体虚、营养不良、阴血不足、失眠烦躁、心悸等症。

沙棘藕片

> ·莲藕 适量   ·沙棘、花椒、葱姜蒜、盐、鸡精、酱油 各少许

莲藕切片。锅中下油，注意油要稍多，否则容易粘锅。当油发热开始冒烟时，下花椒、生姜、葱、蒜，爆香后下藕片。继续翻炒，当藕片开始有些泛黄时，放盐和鸡精。翻炒后，放入沙棘，炒熟出锅。功效养胃滋阴、益血、除烦解渴、通便止泻、健脾开胃。适用于食治高热病人、吐血者，以及高血压、肝病、食欲不振、缺铁性贫血、营养不良等症。

沙棘黄米饭

> · 黄米、糯米、沙棘、果脯、红枣、白糖 各适量

　　将糯米、黄米淘净，放在冷水中泡50分钟，捞出沥干，放入电饭锅，加入450毫升净化水把饭煮熟，制成糯米饭。舀到大碗里，稍凉2分钟后加入白糖、黄油，拌匀备用。沙棘、红枣、果脯洗净备用，如不喜欢果脯，可更换成喜欢的食材，如核桃、莲子、杏仁等。取直径为18厘米的浅碗一个，用色拉油将碗内抹一遍，防止粘连。把沙棘放碗底中间，将红枣、果脯以沙棘为中心，呈放射状排列开。将糯米饭填满至碗口，压平。蒸锅内加入足量的水，将碗放入蒸锅中，盖上锅，用中偏大火蒸约25分钟，使糖油及其他味道渗入饭里。蒸好后小心取出，冷却5分钟，用小刀将糯米饭与碗边分离，取平盘将碗倒置在盘中，使糯米饭完整倒出摆盘即好。功效益阴、利肺、利大肠、保护肝脏、防癌抗癌。适用于调治体弱多病、阳盛阴虚、久泄胃弱、面生疔疮、毒热、毒肿等症。

沙棘玉米粒

> · 玉米粒、沙棘 各适量

　　将沙棘榨汁，将鲜嫩的玉米粒蒸熟，放在沙棘汁中泡2~3小时，加入糖即可食用。如果放在冰箱中冷藏一段时间口感会更好。具有调中开胃、益肺宁心、清湿热、利肝胆、延缓衰老等功用。适用于调治腹泻、消化不良、水肿等症。

药酒
膏方类

沙棘酒

> · 沙棘 100克　　· 白酒 1000毫升

将沙棘去杂洗净，沥水，放入盛酒的坛内，坛口密封，泡10日后即可饮用。沙棘酒可以活血降压，消喘止咳，健胃消食，明目消炎。适量饮用此酒可壮身健体，延年益寿。

🥣 沙棘膏

> ·沙棘 500克　　·清水 5000毫升

将沙棘洗净，捣烂如泥，加清水5000毫升，先以大火煮沸后，改文火续煎30分钟，滤取果渣，将果汁重新放入瓦罐中，以小火慢慢浓缩为膏。到一定黏稠度后倒入容器中，晾凉，切成小块，方便食用。此膏具有健脾益胃、止血通经的功效。适用于调治胃痛、消化不良、胃溃疡、皮下出血、月经不调、闭经等症。

🥣 沙棘西瓜冻

> ·沙棘果汁 250克　　·无籽西瓜心 200克

将无籽西瓜心切成小丁，拌上沙棘果汁，入汤碗内，放入冰箱15分钟后，取出食用。功效清热止渴，除脂解暑，止咳化痰。适用于食治上火、暑热、咳嗽有痰等症。

🍲 山楂沙棘煮牛肉（风味调养药膳）

🍳 主料		🥢 配料	
牛肉（瘦）200克	沙棘 50克	大葱 10克	姜 5克
山楂 15克	胡萝卜 100克	植物油 50克	盐 2克

制法

将山楂洗净，去核切成片；沙棘洗净后去杂质；牛肉洗净后切成4厘米见方的块；胡萝卜切成3厘米见方的块；姜切成片，葱切成段。

将锅置于武火上，加入素油，待油烧至六成热时加入姜、葱爆香，下入牛肉、胡萝卜、山楂、沙棘和盐，再加入400毫升清水，用文火煮1小时即成。

🍲 特点

本菜品具有散瘀血、降血压、益气力之功效，适于肝肾阴虚型高血压病患者食用，症见头晕、耳鸣、脑中空痛、两目干涩、视物模糊、腰膝酸软、肢体麻木、两腿无力、步履不稳、心悸、小便频而量少、大便干少，舌红、苔少、脉沉细数或虚大无力等。亦适合调治中气下陷、气短体虚、筋骨酸软、贫血久病以及面黄目眩之症。

🍲 醉在杏花村（风味调养药膳）

🍲 主料	🍶 配料
大虾肉 750克	杏汁、沙棘、汾酒、小西米、虾胶 各适量

🍲 制法

将大虾肉洗净后改刀，滑油，用杏汁、沙棘、汾酒炒制肉熟。虾胶调好口味后挤成丸状，蘸上西米，入笼蒸熟，装盘即成。

🍲 特点

色泽金黄，酸甜嫩滑，酒香浓郁。有益于保护心血管系统，减少血液中胆固醇含量，防止动脉硬化，还能扩张冠状动脉，有利于预防高血压及心肌梗死。适用于食治调养糖尿病、心血管疾患、胆固醇含量过高等症。

🍲 沙棘鹌鹑汤（风味调养药膳）

🍲 主料	🍶 配料
鹌鹑 1只 枸杞子、沙棘、黄精 各30克	大葱、生姜、精盐、味精 各适量

将鹌鹑去皮及内脏，洗净沥干。将枸杞子、沙棘、黄精装入鹌鹑腹内，放锅中，加水适量，放调料，用文火炖2小时，加味精调味，佐餐食，每日2次，食肉饮汤。

特点

具有补肾益精、养肝明目、提高智力和体力等功效。适用于食治调养肝肾不足，精血亏虚而见疲劳乏力、腰膝酸软、眩晕健忘者。健康人常食有助于强体魄、增智力、激发活力、提高记忆力。

沙棘山药饼（风味药膳糕点）

主料	配料
山药泥 500克 百合、杏仁、鸡蛋、沙棘汁 各适量	白糖、味精、盐 各适量

制法

杏仁、百合分别切碎，拌入山药泥内，加味精、盐和匀，制成圆饼。沙棘汁过滤备用，炒锅上火，将山药饼炸熟成金黄色捞出装盘。锅上火，加沙棘汁、少量水烧开，白糖勾芡，将汤汁浇在饼上即成。

特点

色金黄、味酸甜、饼酥香。具有健脾止泻、补肺益肾的功用。尤适宜于脾虚久泻、慢性肠炎、肺虚咳喘、慢性肾炎、糖尿病、遗精者食用调养。

中药药性

性味归经　酸、涩，温。归脾、胃、肺、心经。

功能主治　健脾消食、止咳祛痰，活血散瘀。用于脾虚食少，食积腹痛，咳嗽痰多、胸痹心痛，瘀血经闭，跌扑瘀肿。

使用宜忌

沙棘性温，体温热甚者不宜食用。

驰名中外的沙棘果

　　沙棘是一种生命力极其顽强的古老植物，在海外早享盛名。古希腊时代，各城邦之间战争不断。有一次，斯巴达人打了胜仗，但是有60多匹战马在战争中受了重伤。斯巴达人不忍杀死自己的战马，又不想看着自己心爱的战马死去，于是将它们放到一片树林中。过了一段时间后，他们惊讶地发现那些濒临死亡的战马非但没有死去，而且一个个膘肥体壮，毛色鲜亮，浑身仿佛闪闪发光。斯巴达人感到非常奇怪，最终发现这群马是被放到了一片沙棘林中，这些马饿了就吃沙棘叶，渴了就吃沙棘果，依靠沙棘为生。聪明的古希腊人从此知道了沙棘的营养和治疗价值，而且还赋予沙棘一个浪漫的拉丁文名字 *"Hippohgae rhamnoides"*，意思是"使马闪闪发光的树"，这就是沙棘拉丁学名的由来。

　　沙棘是经济植物，产品既可食用，又可药用。沙棘在日本被称为"长寿果"，在俄罗斯被称为"第二人参"，在美国被称为"生命能源"，在印度被称为"神果"，中国人赞其为"圣果"和"维生素C之王"。

　　如果要保鲜，沙棘果实对贮藏的条件要求非常严格。一般只能进行短时间的贮藏。贮藏果实必须保持低温、通风和能排除有害气体的环境。贮藏的温度以1℃~5℃为宜，空气的相对湿度应保持在90%~95%。所以对沙棘果适宜进行深加工，以使其得到更充分的利用。

山楂

别名 酸查，山里红果，酸枣，海红，酸酶子，映山红果，赤枣子，红果。

一眼识药

为蔷薇科植物山里红、山楂的果实。秋季果实成熟时采收，横切或纵切两瓣，干燥；或直接晒干。

山楂片为圆形片，皱缩不平，直径 1～2.5厘米，厚0.2～0.4厘米。外皮红色，具皱纹，有灰白小斑点。果肉深黄色至浅棕色。中部横切片具 5 粒浅黄色果核，但核多脱落而中空。有的片上可见短而细的果梗或花萼残迹。气微清香，味酸、微甜。

食性特点

中国特有的药果兼用树种，为常见食用果品。核果类水果，按照其口味分为酸口与甜口两种。入药专选用其中的酸山楂，而食用也以酸口者较为流行。甜口山楂外表呈粉红色，个头较小，表面光滑，食之略有甜味。酸口山楂分为歪把红、大金星、大绵球和普通山楂（最早的山楂品种）等几个品种。

除生食外，可用于制罐头、果酱、果脯、蜜饯、软糖、果汁、果酒、饮料，还可制冰糖葫芦、山楂冻、山楂片、山楂糕、果丹皮等。

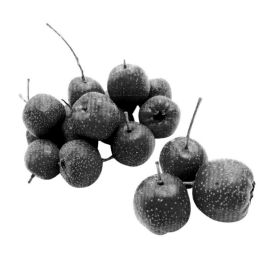

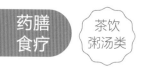

☕ 山楂麦芽饮

> · 生山楂 10克　· 炒麦芽 10克

　　将生山楂洗净，切成薄片，与炒麦芽一同放入杯中。将沸水冲入杯中，盖好盖，泡3分钟后即成。本品消食导滞。适用于胃肠消化不良等症。（据《中国药膳大全》）

☕ 山楂决明茶

> · 焦山楂 9克　· 草决明 12克　· 白菊花 9克

　　开水冲泡，代茶温饮。适用于高血压病。（据《日常食物药用》）

☕ 山楂枸杞茶

> · 生山楂、枸杞子 各15克

　　开水冲泡30分钟，代茶徐饮。适用于继发性脑萎缩症。（据《饮食疗法100种》）

☕ 山楂荷叶茶（饮）

> · 山楂 15克　· 荷叶 12克

　　将山楂、荷叶共研粗末，水煎三次，取浓汁。每日一剂，代茶徐饮。适用于初期高血压、血脂过高及单纯性肥胖等症。（据《中国药膳学》）

☕ 罗布麻山楂茶

> · 罗布麻叶 6克　· 山楂 15克　· 五味子 5克　· 冰糖 适量

取上述三药加冰糖两三块，热开水泡茶饮，饮至味淡再换一杯。不拘量，代茶饮。功效清热平肝，活血化瘀，生津止渴。久饮可降血脂，降血压，并可防治冠心病。罗布麻是研究较为深入的一味药品，经大量临床观察证实，该药无论煎煮或冲泡，均有明显的降压效果。

🥣 山楂粥

> ·山楂 30~40克（或鲜山楂60克）   ·粳米 100克   ·砂糖 10克

先用山楂煎取浓汁，去渣，加入粳米、砂糖，煮粥。每日上下午作点心服用，不宜空腹食，以7~10天为一疗程。本品健脾胃，消食积，散瘀血。适用于高血压、冠心病、心绞痛、高脂血症，以及食积停滞、肉积不消、腹痛、腹泻、小儿乳食不消等。（据《粥谱》）

🥣 山楂散

> ·葵花子 15克   ·干山楂 30克   ·红糖 60克

前二者烤焦研末，加红糖冲服或煎服。每日2次服完，经前1~2日服，每个月经周期服2剂，连服几个月经周期。功效活血调经。适用于痛经。（据《疾病的食疗与验方》）

🥣 山楂桑椹煎

> ·鲜山楂 30克（干品20克）   ·桑椹 30克（干品20克）

山楂、桑椹先用温开水浸泡，冲洗干净，入锅，加水适量，文火煎煮20分钟即成。上下午分服，食果饮汤。功效补益肝肾，滋阴养血，消食降脂，软化血管。适用于调治阴亏血虚型动脉硬化，症见头晕耳鸣、目暗昏花、须发早白、口干、便秘、失眠、遗精等。此品有轻度的滑肠作用，脾胃虚寒、大便稀溏者不宜服用。

🥣 山楂鱼块

> · 鲜鲤鱼肉 300克　　· 山楂片 25克　　· 鸡蛋 1个　　· 调料 适量

鲤鱼斜刀切瓦片块，加黄酒、盐腌15分钟，放入鸡蛋与淀粉搅匀的蛋糊中浸透，再沾上干面粉，入爆过姜片的温油中炸熟捞起。山楂片加少量水溶化，加白醋、辣酱油、白糖；淀粉制成芡汁，倒入有余油的锅中煮沸，下入炸好的鱼块，中火急炒，待汁水紧裹鱼块，撒上葱花。功效开胃消食，利水止泻。适用于调治食欲不振、冠心病、高脂血症等。（据《膳食保健》）

🥣 山楂肉干

> · 瘦猪肉 1千克　　· 山楂 100克　　· 菜油 500克（耗油100克）
> · 芝麻油 15克　　· 生姜 30克　　· 葱 30克　　· 花椒 2克
> · 绍酒 30克　　· 酱油 50克　　· 味精 2克　　· 白糖 15克

将瘦猪肉剔去皮筋，洗净，沥去水分待用；山楂洗净，鲜果拍破；生姜切片，葱切寸节。将山楂50克加水约2000毫升，武火烧沸，下入瘦猪肉煮至六成熟，捞出稍晾，切成5厘米粗条，加酱油、葱节、姜片、绍酒、花椒，拌匀腌渍1小时，沥去水分。将铁锅置中火上，倒入菜油炼熬，投入肉条炸干水分，色微黄时用漏勺捞起，沥去油。铁锅内留点余油，再置火上，投入余下的山楂，略炸后，倒入肉干反复翻炒，微火烘干即成。装盘，淋入芝麻油，撒入味精、白糖拌匀即成。本品滋阴润燥，化食消积，降低血脂。适用于调治脾虚积滞、痞满泻痢、高血压、高血脂、冠心病、消化不良等症。（据《中国药膳大全》）

🥣 山楂炖猪肚汤

> · 猪肚 1个　　· 山楂 15克　　· 胡椒粉、生姜片 各适量

翻转猪肚除去脂肪，用盐和淀粉（生粉）擦匀揉搓，用清水冲洗，如此重复3次，再余水3分钟，捞起用刀切去残留的白色肥油，最后用冷水清洗干净；山楂干洗净。煮沸清水倒入炖盅，再放入猪肚、山楂和姜片，隔水炖一个半小时，下盐和胡椒粉调味即可饮用。捞起猪肚，切片。可放回汤里煮开食用，也可用热油爆些姜葱丝，加酱油，淋在肚片上面，即成一道美味凉拌猪肚。功效温胃祛寒。适用于调治脾胃虚寒，症见胃脘冷痛、得温则舒、呕吐、饮食减少、四肢不温、形寒怕冷。亦用于胃溃疡、十二指肠溃疡属脾胃虚寒者。

🍵 山楂番茄牛肉汤

🥘 主料		🧂 配料	
牛肉 250克	山楂 15克	葱 5克	姜 5克
番茄 100克		盐 5克	绍酒 5克
		酱油 5克	素油 30克
		生粉 20克	鸡蛋 1个

把山楂洗净，去核，切片；番茄洗净，切薄片；牛肉洗净，切4厘米长、3厘米宽的薄片；姜切片，葱切段。把牛肉片、生粉、酱油、盐、绍酒同放碗内，加水少许，打入鸡蛋拌匀，待用。把炒锅置武火上烧热，加入素油，烧六成热时，下入姜、葱爆香，加入清水或上汤600毫升。用武火煮沸，下入山楂、牛肉片、番茄，煮10分钟即成。每日一次，每次吃牛肉50克，随意吃番茄，喝汤。功效滋阴润燥，化食消积。适用于慢性肝炎，或有脾虚积滞、高血压患者。（据《中华传世养生药膳》）

糕点
主食类

🍵 山楂蛋糕

·山楂糕 625克	·冻粉 22克	·鸡蛋清 180克	·白糖 750克

将冻粉放在盆内，用清水浸泡2小时，洗净除去水分，放锅内，加清水740克烧开，待冻粉溶化后，加白糖，溶化后离火，过滤，倒入锅内保持烧开的温度备用。山楂糕切长条。将鸡蛋清抽打成泡沫状，慢慢倒入冻粉糖液，边倒边搅，搅匀后分2份，一份保持五六成热度，另一份稍凉后倒入长方盘内摊平，摆上山楂糕条，再倒入另一份摊平，完全凉后切条，把条斜刀切成块。随时服用。功效消食化积，健脾散瘀。适用于消化不良症，并能预防冠心病。（据《家庭药膳手册》）

🥣 山楂马蹄糕

> · 马蹄粉 300克　　· 面粉 200克　　· 山楂酱、冰糖 各150克
> · 鸡蛋 2个　　· 发酵粉 15克

马蹄粉与面粉混合，加发酵粉、蛋液、冰糖水和匀，在35℃～40℃温度下待发。盛器四周涂上熟猪油，倒入发酵粉糊，约为容器的1/3量，上笼用武火蒸15分钟。取出铺上山楂酱，再倒1/3量发酵粉糊，蒸15分钟。作点心任意食。功效清热利湿，开胃凉血。适用于调治湿疹、荨麻疹、寻疣疣、痤疮等。（据《膳食保健》）

🥣 山楂导滞糕

> · 生山楂 1千克　　· 莱菔子 30克　　· 神曲 20克
> · 琼脂、白糖 各适量

前三味水煎，待山楂烂熟后碾碎，再煮15分钟，滤出汁液，把琼脂、白糖加入汁液中煎煮，黏稠后放凉，凝结成山楂糕状，切块。分顿食用。功效消食化积导滞。适用于食滞肠胃、儿童厌食症。（据《疾病的食疗与验方》）

🥣 山楂软糖

> · 生山楂 500克　　· 白砂糖 500克

将山楂洗净切碎，加水适量煎煮，每20分钟取煎液一次，加水再煎，共取煎液3次，合并煎液，继以小火煎熬浓缩至黏稠，加入白砂糖调匀，待砂糖熔化呈透明状时，停火。趁热倒入撒有一层白砂糖的大搪瓷盘中，待冷在其上再撒白砂糖一层，分割成150块。随时含服。本品开胃，消肉食，活血化瘀。适用于冠心病以及肉食不消、腹泻。（据《食品集》）

蜜饯山楂

> ·生山楂 500克   ·蜂蜜 250克

将生山楂洗净，去果柄、果核，加水适量，煎煮至七成熟烂，水将干时加入蜂蜜，再以小火煮熟透，收汁即可。待冷，收贮备用。每日3次食用，每次15~30克。功效开胃，消肉食，活血化瘀。适用于调治冠心病。饭前食用可增进食欲，饭后食用可治疗肉食不消，大量食用可治疗泻痢。（据《医钞类编》）

药酒
膏方类

山楂酒

干山楂洗净去核，放入500毫升的细口瓶中约半瓶，添加高度白酒至满（约300毫升），密封瓶口，每日振摇一次，一周后饮用，边用边添加白酒。每日2次，每次10~20毫升。可用于劳累过度、身痛、疲倦、妇女痛经等，并可帮助消化、降血脂等。（据《药膳食谱集锦》）

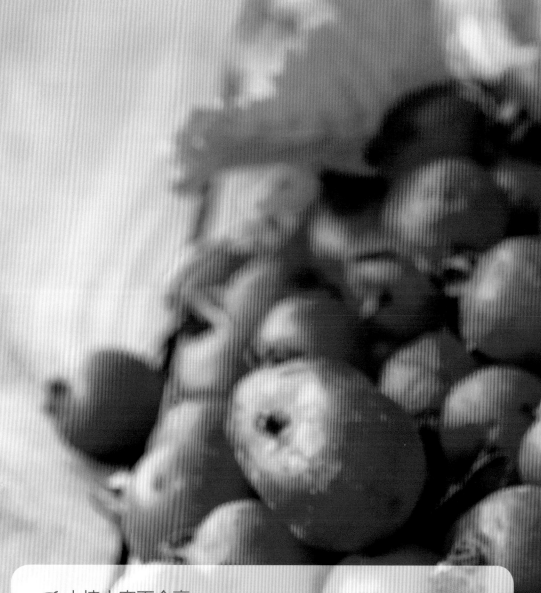

🥣 山楂大枣百合膏

| ·山楂 150克 | ·大枣 50枚 | ·百合 50克 | ·白糖 20克 |

　　以上全部煮熟，山楂去核，熬成膏状。每次服10克，每日两次。功效活血化瘀，益气补脾。适用于冠心病患者的食疗。（据《百合治病亦养生》）

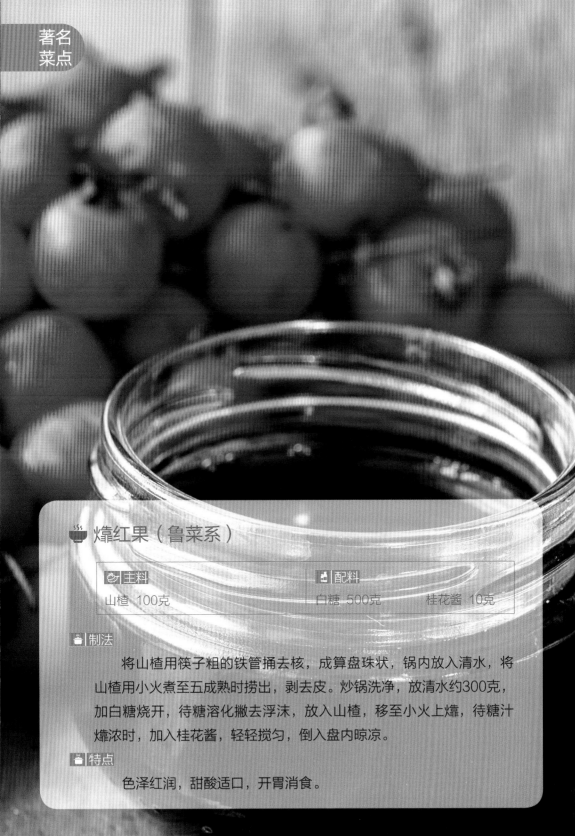

🍲 爆红果（鲁菜系）

🍲 主料	🥢 配料	
山楂 100克	白糖 500克	桂花酱 10克

🍵 制法

将山楂用筷子粗的铁管捅去核，成算盘珠状，锅内放入清水，将山楂用小火煮至五成熟时捞出，剥去皮。炒锅洗净，放清水约300克，加白糖烧开，待糖溶化撇去浮沫，放入山楂，移至小火上爆，待糖汁爆浓时，加入桂花酱，轻轻搅匀，倒入盘内晾凉。

🍵 特点

色泽红润，甜酸适口，开胃消食。

🍲 蜜汁三泥（鲁菜系）

🍲 主料		🫙 配料	
山药 300克	山楂糕 125克	青红丝 10克	瓜子仁 10克
水发莲子 125克		白糖 250克	桂花酱 5克
		白蜂蜜 25克	白油 50克

制法

　　将山药洗净，上锅蒸熟，剥去外皮，将肉碾成细泥；山楂糕碾成细泥；莲子泡发好后上笼蒸透，压成细泥。将三种泥分装入碗中，各加入少许白油和白糖搅匀，上笼蒸透后取出。盘子中装入三种泥，各占三分之一，均匀且边界整齐。勺内放少许清水，加点白糖，加入桂花酱、白蜜，收燴至呈浓汁，淋少许白油，浇在三种泥上，将青红丝、瓜仁等洒上作为点缀即成。此品也有在三种泥中间放入几颗熟栗子的。需要事先将栗子洗净，顶端剁十字花刀，煮五成熟捞出，剥皮后放碗中上笼蒸至熟透备用。

特点

　　颜色分明，形状美观，软糯香甜。

🍲 山楂元宵（创新风味面点）

🍲 主料		🫙 配料	
江米面 1.15千克	面粉 100克	芝麻 100克	桂花卤 20克
鲜山楂 500克（或山楂糕300克）		糖粉 500克	植物油、香油 各25克
核桃仁、红丝 各150克		玫瑰香精 适量	

制法

　　山楂洗净，蒸或煮烂，晾凉后去皮、核，捣成泥，与糖粉、面粉混合，加入擀碎的核桃仁及其他配料，加油拌匀，装入木模框压平压实。脱模后切成18毫米见方的块，为馅。取平底容器，倒入江米面，用漏勺盛馅蘸水，倒入江米面中滚动，反复多次成元宵后煮熟食用。功效开胃消食，降低血脂。适用于消化不良、食欲不振等症。（据《滋补保健药膳食谱》）

中药 药性	性味归经	酸、甘，微温。归脾、胃、肝经。
	功能主治	消食健胃，行气散瘀，化浊降脂。用于肉食积滞，胃脘胀满，泻痢腹痛，瘀血经闭，产后瘀阻，心腹刺痛，胸痹心痛，疝气疼痛，高脂血症。焦山楂消食导滞作用增强。用于肉食积滞，泻痢不爽。

使用宜忌

药用对脾胃虚弱及无积滞者慎用。

❶《本草经疏》："脾胃虚，兼有积滞者，当与补药同施，亦不宜过用。"

❷《得配本草》："气虚便溏，脾虚不食，二者禁用。服人参者忌之。"

❸《随息居饮食谱》："多食耗气，损齿，易饥，空腹及羸弱人或虚病后忌之。"

❹ 朱丹溪："山楂，大能克化饮食。若胃中无食积，脾虚不能运化，不思食者，多服之，反克伐脾胃生发之气也。"

处在换牙期的儿童不宜多食山楂，会损伤牙齿，对儿童牙齿的生长发育造成不利影响。

山楂有促进妇女子宫收缩的作用，孕妇多食山楂易引发流产，故不宜多食。

酸枣仁

别名 枣仁，酸枣核，酸枣种仁，酸枣实，棘仁，山枣仁。

一眼识药

为鼠李科植物酸枣的种子。秋末冬初采收成熟果实，除去果肉及核壳，收集种子，晒干。

干燥成熟的种子呈扁圆形或扁椭圆形，长5～9毫米，宽5～7毫米，厚约3毫米。表面紫红色或紫褐色，平滑有光泽，有的有裂纹。一面较平坦，中间有一条隆起的纵线纹；另一面稍凸起。一端凹陷，可见线形种脐；另端有细小凸起的合点。种皮较脆，胚乳白色，子叶2，浅黄色，富油性。气微，味淡。

食性特点

酸枣鲜果有食用价值，果肉与果仁均可供食，可制成保健饮料或食品。种子还可供榨油（含油量30%）。

英国学者在对虚弱症患者的观察中发现，凡是连续按时吃酸枣的，其康复速度比单纯服用多种维生素类的快6倍以上。因此证明酸枣具有防病抗衰老与养颜益寿的作用。常喝酸枣汁能改善面色不荣、皮肤干枯、形体消瘦、面目浮肿等症状。酸枣中含有大量维生素E，可以促进血液循环和组织生长，使皮肤与毛发具有光泽，让面部皱纹舒展。

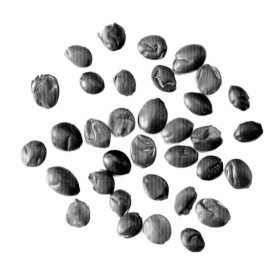

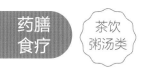
🥣 酸枣仁粥

> · 酸枣仁（炒黄研末）15克　　· 粳米 100克

　　粳米煮粥，临熟下酸枣仁末，再煮。每日一剂，早晚空腹食。有益气和中、养心安神、固表敛汗功用。尤适用于调治心脾两虚、气血不足所致心悸失眠、少寐多梦、烦躁不安，伴自汗或盗汗者。（据《饮膳正要》）

🥣 酸枣仁地黄粥

> · 酸枣仁、生地黄 各30克　　· 粳米 100克

　　酸枣仁加水研碎取汁；生地黄取汁。粳米加水煮粥，粥成兑入酸枣仁汁和地黄汁。每日1~2次，温服。适用于调治骨蒸劳热、心烦不眠、肺结核低热、痰中带血者。（据《常见病食疗食补大全》）

🥣 酸枣仁散蜜水饮

> · 炒酸枣仁 15克　　· 蜂蜜 适量

　　酸枣仁研细末，用蜂蜜水送服。功效补阴血，安神魄。适用于调治肝阴血不足之心悸、失眠症。（据《补品补药与补益良方》）

🥣 枣仁甘草汤

> · 酸枣仁 15克　　· 炙甘草 10克

　　将酸枣仁、甘草放入砂煲，加水适量，煎煮1小时，滤取汤汁即得。每日一剂，于晚间临睡前一次顿饮，可连饮1个月。有益气养血、安神定志功用。适用于调理心血亏虚、神不守舍所致夜寐不安、失眠多梦等，也常用于神经官能症、妇女更年期综合征等。

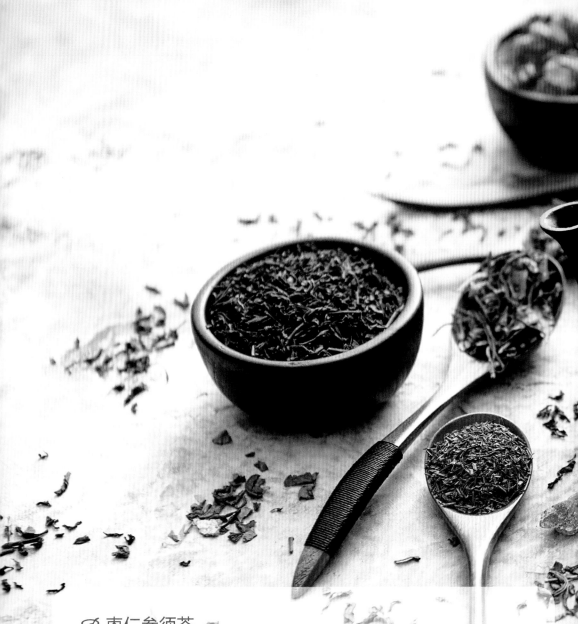

🍵 枣仁参须茶

| · 酸枣仁 15克 | · 红参须 5克 | · 红茶 3克 |

　　先将酸枣仁、红茶共研细末备用，将红参须单放入砂煲，加水适量，文火煎煮2小时。用时以参汤冲泡后饮服。每日一剂，分2次饮服，可连饮2周。有大补气血、养心健脾、宁神安志功用。尤适宜用于中老年人烦躁不宁、心悸失眠、多梦健忘、肢体倦怠者。

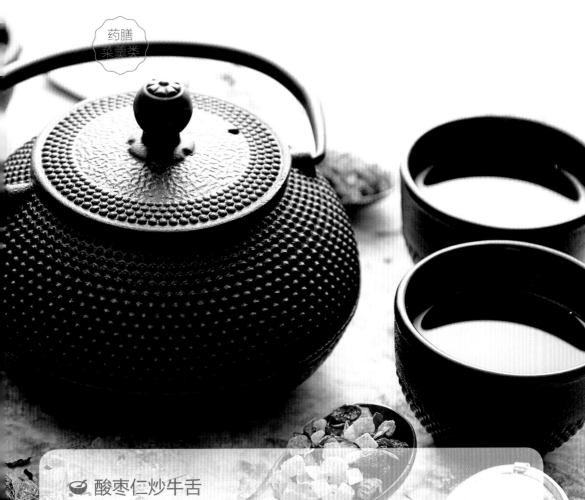

酸枣仁炒牛舌

·牛舌 400克 ·酸枣仁 12克 ·冬菇 30克 ·黑木耳 20克
·葱 10克 ·酱油、料酒 各10毫升 ·盐 3克 ·淀粉 20克
·姜 5克 ·植物油 50毫升

　　牛舌洗净，焯透刮去外层皮膜，切薄片；将酸枣仁烘干，研成细末；黑木耳洗净，去蒂根，撕成瓣状；葱切段，姜切丝，香菇切块。将牛舌片、酸枣仁粉、料酒、盐、酱油、淀粉、姜丝、葱段放入碗中，加适量的水调成稠状。炒锅放在中火上烧热，加入植物油烧至六成热，放入姜丝、葱段爆香，放入牛舌片翻炒2分钟。加入黑木耳瓣、冬菇块炒熟，用淀粉勾芡即成。每日一次，适量食用。功效滋补肝肾、宁心安神。适用于心肝失调、心悸多梦及冠心病患者食用。

🥣 猪心枣仁

·猪心 1个　·茯苓 15克　·酸枣仁 15克　·远志 6克

将猪心剖开，洗净，置于砂锅中。茯苓以选用含有木心的茯神品种为宜。将打破的酸枣仁及茯苓、远志一并放入锅内，加清水，先用武火烧沸，打去浮沫后，改用文火，炖至猪心熟透即可。吃猪心喝汤，食用时可稍加盐调味。功效补血养心，益肝宁神。适用于心肝血虚所引起的心悸、怔忡、失眠等症。（据《四川中药志》）

🥣 柏子仁酸枣仁炖猪心

·猪心 1个　·柏子仁 15克　·酸枣仁 20克　·食盐 适量

柏子仁、酸枣仁研细成末。猪心洗净血污，把柏子仁、酸枣仁粉放入猪心中，用砂锅加水适量，炖至熟即可食用。食猪心、喝汤。每次适量服用，每周一次。具有养心安神功用。适用于调治心慌气短、失眠盗汗、大便秘结、五心烦热等心阴不足者。

🥣 玫瑰枣仁猪心

·猪心 500克　·酸枣仁 20克　·玫瑰花 10克

将猪心去脂膜，洗净。酸枣仁略炒，与玫瑰花共研末，灌入猪心中。将灌好的猪心盛碗中，隔水蒸或上笼蒸至熟透。食用时去猪心内药末，切片，拌调料服。功效养心血，宁心神。适用于调治心血不足所致心悸怔忡、失眠健忘等症。

🥣 绿豆酸枣酿藕

·连节大藕 4节（约500克）　·绿豆 200克　·酸枣仁 50克

以清水浸泡绿豆、酸枣仁半小时，处理干净备用。再将藕一端切断，把绿豆、酸枣仁装入藕孔中，待装满后，可将切断端之藕盖于原处，用竹签插住固定，再入大锅中加冷水上火煮，直至藕烂熟即可。每日2～3次，适量食藕饮汤。可连用7～10天。功效养肝安神，清胆通脉，清热解毒。适用于调治外邪侵袭型肝炎。

药酒
膏方类

🥄 酸枣仁酒

·酸枣仁 90克	·干葡萄 150克	·黄芪 90克	·天门冬（去心）90克
·赤茯苓 90克	·防风（去芦）60克	·独活 60克	·大麻仁 250克
·桂心 60克	·羚羊角 90克	·五加皮 90克	·牛膝（去苗）150克

上药共锉，用生绢袋盛，以清酒三斗，浸六七日即成。饭前温服适量。适用于养脏润肤，调治脚气疼痛。（据《太平圣惠方》）

中药药性

性味归经 甘、酸，平。归肝、胆、心经。

功能主治 养心补肝，宁心安神，敛汗，生津。用于虚烦不眠，惊悸多梦，体虚多汗，津伤口渴。

使用宜忌

凡有实邪郁火及患有滑泄症者慎服。

❶《本草经集注》："恶防己。"

❷《本草经疏》："凡肝、胆、脾三经有实邪热者勿用，以其收敛故也。"

❸《得配本草》："肝旺烦躁，肝强不眠，禁用。"

❹《本草求真》："性多润，滑泄最忌。"

桃仁

tao ren

别名 桃核仁。

一眼
识药

为蔷薇科植物桃或山桃的成熟种子。夏秋季之间，果实成熟后采摘成熟果实或收集果核，除去果肉及核壳，取出种子，晒干。

桃仁：干燥成熟种子呈扁椭圆形，顶端尖，中部略膨大，基部钝圆而略斜，边缘较薄，长1.2～1.8厘米，宽0.8～1.2厘米，厚2～4毫米。表面黄棕色至红棕色，有细小颗粒状突起。尖端一侧有一棱线状种脐，基部有合点，并自该处分散出很多棕色维管束脉纹，形成布满种皮的纵向凹纹。种皮薄。子叶肥大，富油质。气微，味微苦。

山桃仁：种子呈类卵圆形，较小而肥厚，边缘不薄，长0.9～1.5厘米，宽约7毫米，厚约5毫米。种皮红棕色或黄棕色，表面颗粒状突起较粗而密。

食性
特点

种仁可食用，宜少量，过量有发生中毒的危险。

可配入食品或制成功能食品、风味饮料等。桃仁亦可供榨油。

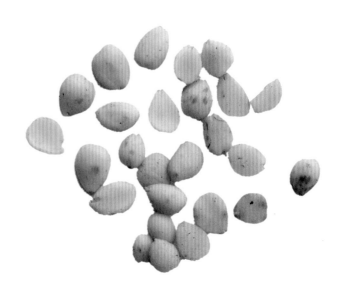

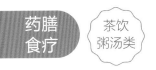

桃仁粥

> ·桃仁 15克（研汁）　·青粱米或粳米 50克

煮青粱米作粥，后入桃仁汁搅匀，空腹食用。功效止咳平喘下气。适用于调治咳嗽上气、胸膈痞满、气喘等症。孕妇忌用。（据《饮膳正要》）

桃仁山楂粥

> ·桃仁、山楂、浙贝母 各9克　·荷叶 半张　·粳米 60克

前四味煎汤，去渣后入粳米煮粥。每日一剂，共服30剂。功效清利化瘀。适用于调治痰瘀凝结所致寻常痤疮。（据《常见病食疗食补大全》）

桃仁莲藕汤

> ·桃仁 10克　·白藕 50克　·食盐（或红糖） 适量

桃仁去皮、尖，研细；藕去节，洗净切片。两味加水500毫升煮汤，调入盐或糖。吃藕饮汤。每日一次。功效凉血活血化瘀。适用于调治产后血瘀发热。（据《饮食疗法》）

桃仁决明蜜茶

> ·桃仁 10克　·决明子 12克　·白蜜 适量

桃仁去皮、尖，研细；决明子捣碎。共水煎取汁，调入白蜜，代茶饮。功效清肝热，化瘀血。适用于调治脑血栓形成者。脑出血患者不宜用。（据《家庭饮食疗法》）

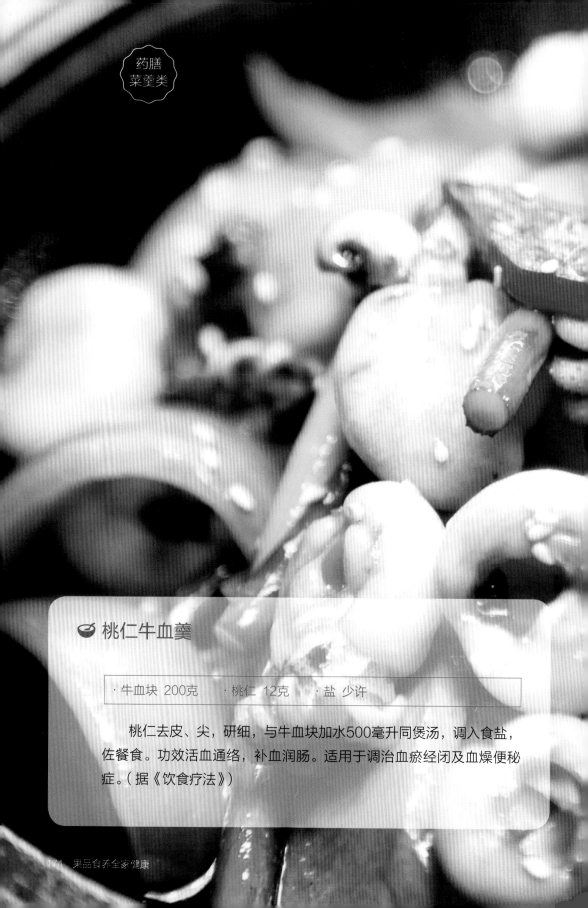

🥣 桃仁牛血羹

| ·牛血块 200克 | ·桃仁 12克 | ·盐 少许 |

　　桃仁去皮、尖，研细，与牛血块加水500毫升同煲汤，调入食盐，佐餐食。功效活血通络，补血润肠。适用于调治血瘀经闭及血燥便秘症。（据《饮食疗法》）

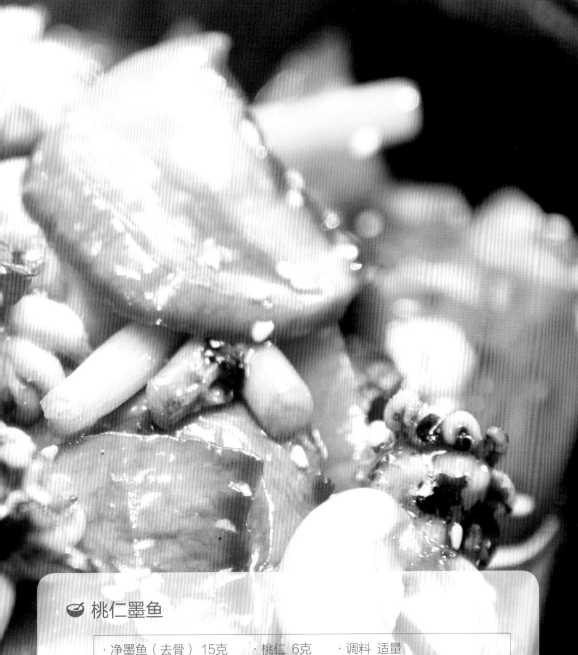

🥣 桃仁墨鱼

| ·净墨鱼（去骨）15克 | ·桃仁 6克 | ·调料 适量 |

两味同放锅内，加适量水炖煮，加葱、姜、盐调味，烧沸后转用文火炖熟。每日一次温热服用，连用3～5天。功效通经活血补虚。适用于调治阴血不足、冲任失养所致月经过少症。(据《食物与治病》)

🥣 桃仁蚶肉

> · 蚶肉 400克　· 桃仁 20克　· 油 100克　· 葱 1根　· 姜 5片
> · 料酒、盐、淀粉 适量

先将桃仁炸熟。底油加葱姜末煸出香味，加进蚶肉和桃仁爆炒，再加料酒、高汤、盐，最后淀粉勾芡，淋上香油出锅即可。功用破血祛瘀。适用于调治血瘀不畅、痛经、闭经等症。孕妇禁食。

药酒
膏方类

🥣 桃仁酒

> · 桃仁 120枚　· 清酒 3升

先将桃仁汤浸，去皮、尖，捣碎，研细，用少量酒绞取汁，再研再绞，使桃仁研尽即止，放入瓷瓮中，置于锅内，用重汤煮，看色黄如稀饧时取出。每次服一中盏，每日2次。功效活血止痛杀虫。可用于驱杀肠道寄生虫，并调治咳嗽、小腹牵痛连及腰背、小便频数等症。可使人皮肤光悦红润。（据《外台秘要》）

🥣 桃仁朱砂酒

> · 桃仁（汤浸，去皮、尖、双仁，麸炒微黄，细研）2升
> · 朱砂（细研）60克　· 白酒 3斗

上药用无灰好酒三斗，取瓷瓶二只盛酒，逐斗分桃仁、朱砂入瓶，封头，一依煮酒法度。调治筋脉挛急疼痛，补血长肉，消除疲劳，红润肌肤。禁羊血；朱砂含汞，不宜多服久服。（据《太平圣惠方》）

🍲 桃仁豌豆茸（江苏菜系）

🥘 主料	🧂 配料
鲜豌豆粒 250克	桃仁 100克　　藕粉 100克 白糖 400克

🍲 **制法**

　　豌豆用开水煮熟，捞入凉水冲凉，擦成细泥（渣不要）。藕粉放入凉水调成稀糊状。桃仁用开水稍泡片刻，剥去皮，用温油炸透，捞出晾凉，剁成细末。锅内放入水烧开，加白糖、豌豆泥，用勺搅匀。待煮开后，用藕粉勾成稀糊状，盛入碗内，撒上桃仁末。

🍲 **特点**

　　颜色碧绿，香甜细腻。

🍲 桃仁小肚（天津风味食品）

🥘 主料	🧂 配料
猪肉、猪小肚、桃仁 各适量	香油、五香面、花椒面、味精、精盐、鲜姜、大葱、酱油、团粉、红糖 各适量

🍲 **制法**

　　肥、瘦肉去皮制成馅。将团粉和水放入拌匀，放入肉和配料搅拌5分钟。将洗净的猪小肚翻一下，灌入肉馅，至七成满，用竹签别好，大小分开。将灌好的小肚放入100℃水锅里，大的先入煮10分钟，再放入小的继续煮15分钟，温度降至85℃～90℃再煮1.5小时，即可出锅。将煮熟的小肚摆放在篦子上，放烤炉内熏。再撒适量红糖在烧红的铁板上，闭炉熏1～1.5小时，至红黄色时即出炉，抽掉竹签即为成品。

中药 药性	性味归经	苦、甘，平。归心、肝、大肠经。
	功能主治	活血祛瘀，润肠通便，止咳平喘。用于经闭痛经，癥瘕痞块，跌扑损伤，肠燥便秘，咳嗽气喘。

使用宜忌

药用时孕妇忌服。

❶《本草纲目》："桃仁行血，宜连皮尖生用；润燥活血，宜汤浸去皮尖炒黄用，或麦麸同炒，或烧存性，各随本方。"

❷《本草经疏》："凡经闭不通由于血枯，而不由于瘀滞；产后腹痛由于血虚，而不由于留血结块；大便不通由于津液不足，而不由于血燥秘结，法并忌之。""桃仁，性善破血，散而不收，泻而无补，过用之，及用之不得其当，能使血下不止，损伤真阴。"

知识拓展

关于过量吃桃仁中毒，你需要了解这些

成人一次口服30粒桃仁即可发生中毒，50~120粒即可致死，中毒潜伏期1~2小时。

桃仁中毒的早期表现为口内苦涩，流涎，胃中不舒，继而恶心呕吐，腹痛腹泻水样便等消化道刺激症状，并伴有头痛，眩晕，烦躁不安，心慌，血压升高，口唇发绀，全身乏力。部分病人四肢远端感觉迟钝，会有腱反射异常等多发性神经炎表现。重者可见突然晕倒，呼吸急促而困难，潮式呼吸，呼气有苦杏仁气味，并出现发绀，瞳孔散大，对光反射消失，牙关紧闭，昏迷，强直性或阵发性惊厥，脉微欲绝，血压下降，四肢厥冷，终以呼吸中枢麻痹而死亡。

如果出现上述中毒症状，首先进行催吐，并及时赶往医院进行救治。

wu　mei

乌梅

别名 梅实，熏梅，桔梅肉。

一眼
识药
　　为蔷薇科植物梅的干燥近成熟果实。5月果实近成熟时采收，低温烘干后，闷至色变黑，即成乌梅。

　　干燥近成熟的果实呈类球形或扁球形，直径1.5~3厘米。表面乌黑色或棕黄色，皱缩不平，基部有圆形果梗痕。果核坚硬，棕黄色，表面有凹点；种子扁卵形，淡黄色。气微，味极酸。

食性
特点
　　梅为日常食用果品。食用以成熟果实为主。果实少量供生食，多制蜜饯和果酱等。未成熟果实加工成乌梅（主流）或白梅，除供药用，亦制饮料。

　　果实除少量鲜食外，主要用于食品加工。成熟果实的加工品有咸梅干、话梅、糖青梅、清口梅、梅汁、梅酱、梅干、绿梅丝、梅醋、梅酒等。

　　制作话梅常用芒种后采摘的黄熟梅子，俗称黄梅。黄梅从树上采下来洗净后，放在大缸里用盐水泡浸月余，取出晒干；晒干后再用清水漂洗，再晒干；然后用糖料泡腌，再晒干。如此多次反复，可谓"十蒸九晒，数月一梅"，最后成为肉厚干脆、甜酸适度的话梅。如果贮藏得好，防潮防蛀，此种话梅可保存数年而不变质。

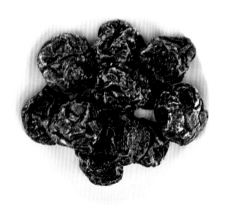

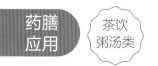
🥣 乌梅粥

> · 乌梅 15克　　· 粳米 100克

　　将乌梅水浸一宿，去乌梅，取汁煮粥，每日空腹食。功效清热生津，敛肺涩肠。适用于调治消渴及虚热消渴，久咳久泻，或肠风下血，血色鲜红色。（据《圣济总录》）

🥣 乌梅清暑饮

> · 乌梅 15克　　· 石斛 10克　　· 莲子心 6克　　· 竹叶卷心 30根
> · 西瓜翠衣 30克　　· 冰糖 适量

　　石斛先煎，后入诸药，共煎取汁，调入冰糖，代茶频饮。功效清热去暑，生津止渴。适用于调治感受暑热后身热息高、心烦溺黄、口渴汗出等症。（据《百病饮食自疗》）

🥣 乌梅麦冬汤

> · 乌梅 30克　　· 麦门冬 15克

　　二者加水煎汤，徐徐服用。此源于《必效方》。取乌梅收涩肠道、止泻痢，以麦门冬与乌梅生津止渴。用于泻痢而口干渴者。无泻痢者亦可服。

梅苏糖

> · 乌梅肉 200克　　· 苏叶细粉 50克　　· 白糖 500克

　　乌梅肉细捣为末。白糖放入锅内，加水适量，文火熬至浓稠，加入乌梅末、苏叶粉调匀，熬至糖液挑起呈丝状时，停火，倒入涂有植物油的搪瓷盘内，稍冷切小方块。每服10～15克，温开水冲服。功效生津止渴，行气宽中。适用于调治中暑后发热口渴、呕恶、腹痛泄泻等症。（据《中国药膳》）

梅枣杏仁饼

> · 乌梅 1个　　· 红枣 2枚　　· 杏仁 7枚　　· 面粉 100克
> · 白糖、植物油 各适量

　　前两味去核，杏仁去皮尖，共捣碎，与面粉、糖用水和匀，制小饼，锅内涂油，烙至焦黄色。早晚分食。功效缓急止痛。适用于调治急性胃痉挛，骤然胃脘挛急作痛。（据《中国药膳》）

醋浸乌梅枣

> · 乌梅 50克　　· 黑枣 100克　　· 陈醋 1碗

　　先将乌梅放入醋液中浸泡3天，3天后将黑枣也放入醋液中，与乌梅一同浸泡4天，每天翻拌2～3次。一周后将乌梅、黑枣连同醋液，一起倒入砂锅内，用小火将醋汁烧至快干时离火。取黑枣及余汁盛入瓷盆，弃乌梅。每日2～3次，每次食枣2～3枚。此品具有健脾柔肝、敛肺涩肠、解毒止血的功用。适用于儿童肛门脱出，反复发作，顽固难愈，兼有便血者。常食甚效。

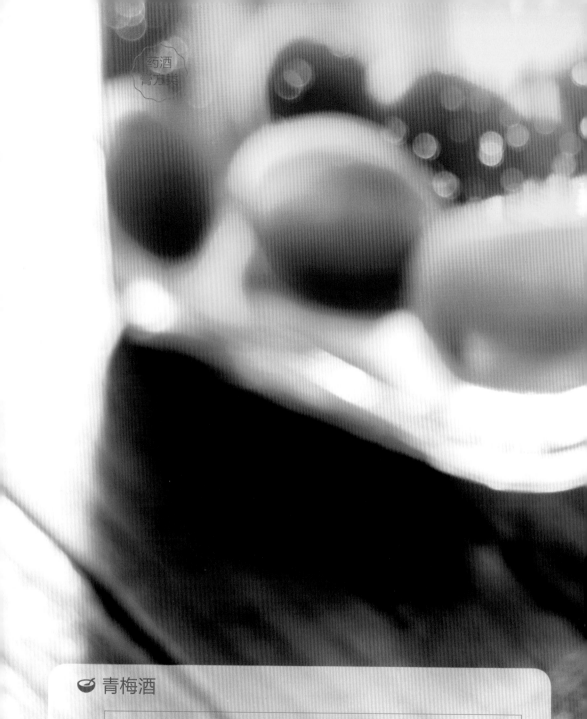

药酒
青方集

🥣 青梅酒

· 青梅 250克	· 白酒 适量

　　以白酒适量浸泡青梅，每次服用一杯。有和胃止呕、止泻之功。
用于夏暑季节肠胃不和，呕吐腹泻。

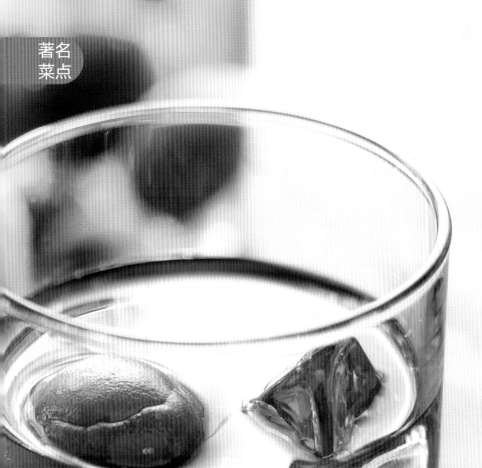

🍲 梅子蒸排骨（粤菜系）

🥘主料		蒜茸 5克	面豉（面酱）15克
排骨 600克	酸梅肉 20克	淀粉 10克	花生油 15克
🍱配料		葱段 15克	味精 1克
白糖 7.5克	老抽 5克	盐 4克	

🍲制法

　　排骨洗净斩成小块，放入酸梅肉、糖、老抽、蒜茸、面豉、葱段、味精、淀粉拌匀，放在盘中，上面浇少许花生油上笼蒸至汁清肉熟。

🍲特点

　　酸鲜醒胃。

🍲 酸梅鹅（粤菜系）

🍳主料		🧂配料	
鹅 半只	酸梅酱 半瓶	姜 5片	葱 2条（切断）

🍲 制法

首先把鹅爆香，要一大块爆，这样才不会让鹅变焦，等爆香再斩件。然后把锅烧热加油，将鹅块放进锅中再爆香5分钟，然后加酸梅酱、姜一同爆炒5分钟，再加五碗水放在一起煮，注意煮的时候注意加水。约煮20分钟，加入适量白糖，再煮5分钟，煮到鹅肉熟透，再加少许盐，最后撒入葱段上碟即可。

🍲 特点

鹅肉嫩软，梅子的酸味加上糖醋的甜味，令鹅的肉质更加顺滑。

中药药性

性味归经 酸、涩，平。归肝、脾、肺、大肠经。

功能主治 敛肺，涩肠，生津，安蛔。用于肺虚久咳，久泻久痢，虚热消渴，蛔厥呕吐腹痛。

使用宜忌

药用对有实邪者忌服，胃酸过多者慎服。

❶ 孟诜："多食损齿。"

❷《本草经疏》："不宜多食，齿痛及病当发散者咸忌之。"

❸《得配本草》："疟痢初起者禁用。"

❹ 陶弘景："羊肝合猪肉及梅子、小豆食伤人心。"

❺《饮膳正要》："羊肚不可与小豆、梅子同食，伤人。"

xiang yuan

香橼

别名 枸橼，香橼柑，香圆。

一眼识药

　　为芸香科植物枸橼或香圆的干燥果实。秋季果实成熟时采收，趁鲜横切成片状，晒干或低温干燥；亦可整个或对剖两瓣后，晒干或低温干燥。

　　枸橼（别名香橼片）：为圆形或长圆形片状，直径3～10厘米，厚2～5毫米。横切片边缘略呈波状，外果皮黄绿色或浅橙黄色，散有不规则的凹点（油室）；中果皮厚1.5～3.5厘米，黄白色，较粗糙，有不规则的网状突起（维管束）；瓤囊10～16室。有时可见棕红色皱缩的汁胞残留，种子1～2粒。中轴明显，宽至1.2厘米。质柔韧。气清香，味微甜而苦辛。

　　香圆（别名粗香圆）：为类球形或圆形片状，直径4～7厘米。表面灰绿色或黄棕色，密被凹陷小点（油室），顶端有花柱残痕及隆起的圆圈状环纹，基部有果柄痕。剖面边缘油点明显，中果皮厚约5毫米，瓤囊9～12瓣，棕色或淡棕色，种子黄白色。质坚硬。气香，味酸而苦。

食性特点

　　香橼的果肉软绵而酸，生吃口感不佳。主要用于食品加工，通常将其果实经浸渍后再经糖渍，制成蜜饯、果脯或果酱。果皮可提取芳香油，瓤制枸橼酸（柠檬酸）供食品工业用。

　　蜜饯香橼含糖量高，碳水化合物含量约占80%，每百克蜜饯香橼果皮热量在300千卡以上。

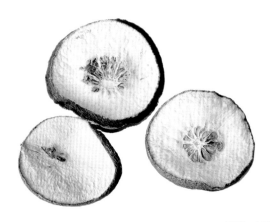

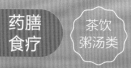
🍵 香橼茶

> · 陈香橼 1个

　　将香橼切成粗末，水煎取汁。代茶饮。功效理气消积，适用于调治胃脘胀痛、呕哕食少、消化不良、痰饮咳嗽气壅等症。（据《常见病验方研究参考资料》）

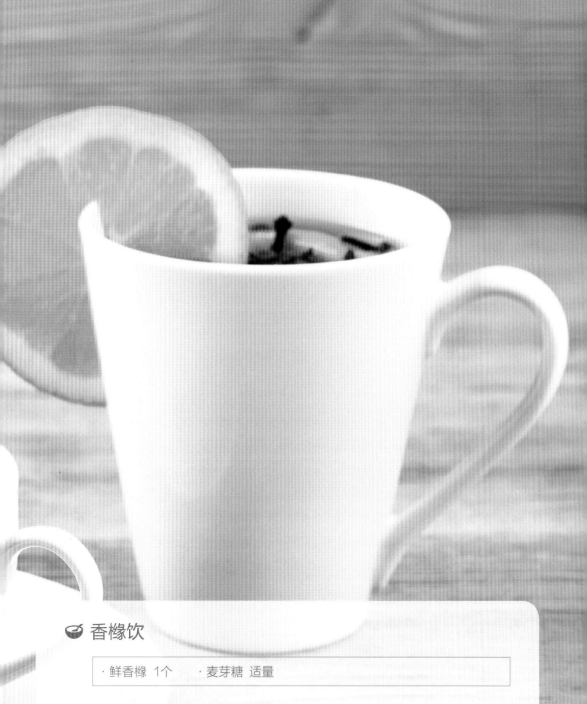

🥄 香橼饮

> · 鲜香橼 1个　　· 麦芽糖 适量

　　香橼洗净，切片，与麦芽糖同放碗内，加盖后隔水炖3~4小时，至香橼熟烂。每服10~20毫升，每日2次。功效理气宽胸，养心宁神。适用于调治心气不足致胸中窒塞、时而作痛等症。(据《食物与治病》)

🥣 香橼露

> · 香橼 500克

　　将香橼放入水中浸泡2小时，入蒸馏器内蒸两次，收集芳香蒸馏液。每服30毫升，炖温服，每日2次。功效疏肝理脾，和中化痰。适用于调治肝脾不和而心烦易怒、胁肋胀痛、呕吐嗳气以及痰饮咳嗽、痰多清稀等症。（据《本草纲目拾遗》）

药膳
菜羹类

🥣 香橼蒸鸡

> · 土鸡 一只　　· 香橼 适量

　　将鸡宰杀后洗净，把香橼用搅拌机搅碎，用它涂满鸡身内外，之后用保鲜纸包裹好放在冰箱一天，取出后吹掉凉气，在装了热水的大锅里蒸30分钟，至鸡肉熟烂即成。鸡肉的香味加上香橼的香味，令此品香味独特。吃鸡时不需加任何酱料，贵在原汁原味。具有滋补养胃功效。本菜品中使用的香橼是将新鲜香橼连瓤带皮经多次腌、蒸、晒、浸泡、糖渍做成，成品为棕黑色。存放时间久远的老香橼呈现乌黑油亮的色泽。

药酒
膏方类

🥣 香橼醴

> · 鲜香橼 100克　　· 蜂蜜 50毫升　　· 高度白酒 200毫升

　　将香橼洗净切碎，置锅内，加水200毫升，煮烂后加蜂蜜、白酒，沸后停火，同入细口瓶中，密闭贮存，1个月后饮用。每服10毫升，每日2次。功效理气消痰，补中润燥。适用于调治久咳不止等症。（据《养疴漫笔》）

中药 药性	性味归经	辛、苦、酸，温。归肝、脾、肺经。
	功能主治	疏肝理气，宽中，化痰。用于肝胃气滞，胸胁胀痛，脘腹痞满，呕吐噫气，痰多咳嗽。

**使用
宜忌**

药用对阴虚血燥及孕妇气虚者慎服。

《本草便读》："香圆皮，下气消痰，宽中快膈。虽无橘皮之温，而究属香燥之品，阴虚血燥之人仍当禁用耳。"

由于香橼果皮中含有柠檬醛，而柠檬醛有拮抗维生素A的作用，因此，为避免影响维生素A的吸收应适量食用香橼。由于蜜饯香橼含糖量高，所以糖尿病患者应慎食。

知识拓展

你认识这样的香橼吗

香橼是一种南方水果，它和柑橘、柠檬、柚同属。香橼是水果香橼和药材香橼的统称，因为它药食两用。中药材香橼是植物枸橼和同属植物香圆的成熟果实。

柑橘类水果有一个共同的特点，即果皮含辛香油脂，果肉带酸味。香橼的果肉软绵而酸，不能生吃。皮味芳香，肉酸而苦，切开色白如脂肪，气味芳香且持久不衰，适合摆在桌几上。其果香不仅使人感到愉悦，还有清新空气、除污杀菌的功效。

民间有很多验方都用到了香橼，如治痰湿咳嗽、哮喘，可用鲜香橼一两个，切碎放在有盖的碗中，加入等量的麦芽糖，隔水蒸数小时，以稀烂为度，每服一匙，早晚各一次。治食滞胃胀痛，将香橼切片，于通风处晾干，用适量食盐腌渍，放入瓶或罐中贮存，每次服10～20克，用开水冲至咸淡适宜即可。

杏仁（苦、甜）

xing ren

别名 杏子，苦核仁，木落子，苦梅仁，杏核，杏核仁，苦扁桃，尖杏仁，南杏仁（用指甜杏仁），北杏仁（用指苦杏仁）。

一眼识药

为蔷薇科植物杏（杏树）、山杏、西伯利亚杏或东北杏的干燥成熟种子。夏季果实成熟后采收，除去果肉和核壳，取出种子，晒干。药用专取苦杏仁。

干燥成熟种子呈扁心形，长1~1.9厘米，宽0.8~1.5厘米，厚5~8毫米。表面黄棕色至深棕色，一端尖，另端钝圆，肥厚，左右不对称，尖端一侧有短线形种脐，圆端合点处向上是多数深棕色的脉纹。种皮薄，子叶2，乳白色，富油性。气微，味苦。

食性特点

食用者以甜杏仁为主，又称南杏仁。可供食用及榨油。甜杏仁有着丰富的营养价值；苦杏仁用来入药，且具有毒性。

甜杏仁可以直接食用，又可以制作成杏仁饮料、杏仁饼干等，还可用来做菜煲汤等。生食仅限小量，宜炒熟、蒸熟或温油炸制后食用。

一般来说栽培的杏仁甜的较多，野生杏仁多为苦的。从原植物来看，西伯利亚杏、辽杏（东北杏）及野生山杏的杏仁为苦杏仁，而杏及山杏的栽培种的杏仁有些是苦杏仁，有些是甜杏仁。

杏仁油为淡黄色，虽然没有香味，但具有软化皮肤和美容的功效。

杏仁茶

> ·苦杏仁、粳米 各6克　·白糖 适量

　　杏仁沸水泡后去皮、尖，与粳米加水磨成浆，加白糖适量，煮熟代茶饮，每日一次。功效润肺止咳，润肠通便。适用于调治伤风感冒引起咳嗽气喘，老年人或女性产后血燥津亏大便秘结等症。（据《醒园录》）

杏仁粥

> ·杏仁 10克　·粳米 100克　·冰糖 适量

　　杏仁去皮、尖，捣碎加水研，滤取汁，入米煮粥，临熟入冰糖，空腹食。功效止咳平喘，调气理血。适用于调治喘咳及痔疮下血。（据《养身随笔》）

杏桃粥

> ·杏仁 15克　·胡桃肉 15克　·粳米 50克

　　先捣杏仁水磨滤汁，取汁和胡桃肉、粳米同煮粥，调清蜜任意食。功效补肾敛肺，止咳平喘。适用于调治肺肾不足的咳嗽气喘。（据《济众新编》）

杏仁饧粥

> ·稀饧（糖）250～500克　·杏仁 50～100克

　　杏仁去皮、尖，水研极细熬膏，与稀饧混匀。每取一汤匙，搅于粥内随意服食。功效润肺止咳。适用于调治肺虚咳嗽气喘、习惯性便秘等症。（据《太平圣惠方》）

🥣 杏陈薏米粥

| ·杏仁 5克 | ·陈皮 6克 | ·薏苡仁 30克 | ·粳米 100克 |

　　前两味水煎取汁，入薏苡仁、粳米煮稀粥，温服。功效健脾和胃，化痰除湿。适用于调治痰浊中阻所致眩晕、恶心呕吐、胸闷食少、倦困多寐、舌苔白腻等症。（据《百病饮食自疗》）

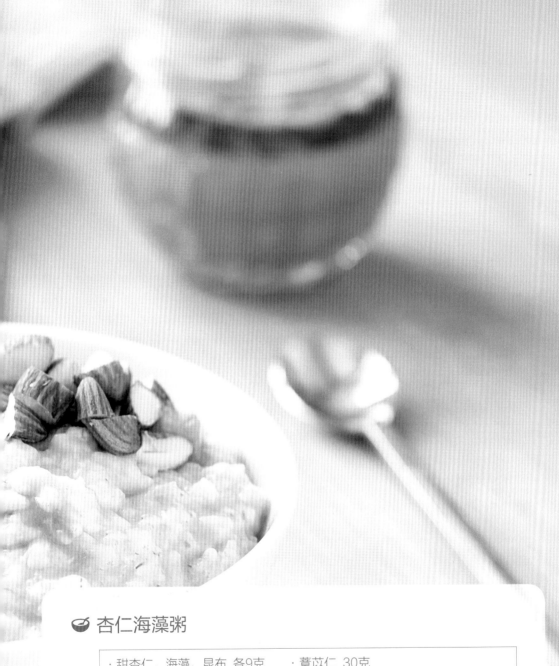

🍲 杏仁海藻粥

·甜杏仁、海藻、昆布 各9克	·薏苡仁 30克

　　前三味加水煎汤，入薏苡仁煮粥。每日一剂，连服20~30剂。功效化痰散结。适用于调治痰郁凝结所致寻常痤疮。（据《常见病食疗食补大全》）

🥣 冰糖杏仁糊

> · 甜杏仁 15克　· 苦杏仁 3克　· 粳米 50克　· 冰糖 适量

　　将甜杏仁和苦杏仁用清水泡软去皮，捣烂后加粳米、清水及冰糖煮成稠粥。隔日一次食用。具有润肺祛痰、止咳平喘、润肠等功用。

药膳
食谱类

🥣 杏仁蒸肉

> · 猪五花肉（带皮）500克　· 甜杏仁 20克　· 冰糖 30克
> · 酱油 40克　· 料酒 30克　· 葱、姜 各6克　· 熟猪油 15克
> · 调料 适量

　　猪肉洗净切2.5厘米见方的块；杏仁去皮、尖，装纱布袋扎口。猪油烧热，加冰糖15克炒成深红色，放入肉块翻炒，肉块呈红色下葱段、姜块、酱油、料酒、杏仁，加清水浸没肉块，烧沸，入砂锅内文火炖煮，随时翻动。至六七成烂时加入剩余冰糖，炖至九成烂取出杏仁，去掉布袋，杏仁平铺碗底，炖好的肉块皮朝上摆在杏仁上，倒入适量原汤，上屉蒸十成烂，取出扣入盘内，剩余原汤烧沸，湿淀粉勾成浓汁浇在肉上。功效补肺润肠，止咳定喘。适用于调治肺结核、慢性支气管炎以及老年习惯性便秘等症。（据《滋补保健药膳食谱》）

🥣 北杏猪肺汤

> · 猪肺 250克　· 北杏仁 10克　· 姜汁、食盐 各适量

　　猪肺切块洗干净，与北杏仁加清水适量煲汤，汤将好时冲入姜汁1～2汤匙，用食盐调味即成。饮汤，食猪肺。每日两次，随量食。功效止咳化痰，补肺。适用于调治慢性支气管炎、肠燥便秘等症。

🥣 杏仁蒸鸡

> ·母鸡 1只（约1250克） ·鸡清汤 1500克 ·甜杏仁 45克
> ·调料 适量

　　鸡去掉头颈，从背脊开膛，去内脏，洗净后切块；葱切段；姜切片；杏仁去皮。诸味同放砂锅内，加鸡清汤、料酒、盐、白糖、胡椒面，隔水煮1~2小时，肉熟烂后拣去姜、葱，撇去浮油，调味即成。功效滋养补虚，润肠定喘。适用于调治慢性支气管炎、肺结核、便秘等症。（据《滋补中药保健菜谱》）

🥣 杏仁蒸银耳

> ·水发银耳 400克 ·甜杏仁 10克 ·龙眼肉 30克 ·荸荠 100克
> ·姜片 5克 ·葱结 6克 ·精盐 10克 ·味精 8克 ·白糖 1克
> ·素汤 250克 ·花生油 25克 ·玫瑰露酒 20克

　　荸荠去皮切两半，入砂锅加水2500克，中火煮2小时，滤去渣取汁。杏仁去皮，入开水锅加碱水10克，煮10分钟，清水漂去碱味，放入碗中，加水100克。龙眼肉洗净与杏仁同蒸50分钟取出。银耳加水500克煮半分钟捞出，加油25克，放葱、姜，烹入玫瑰露酒5克，加素汤、精盐1克，中火煮2~3分钟捞出。将荸荠汁、银耳放入蒸碗内，加精盐、玫瑰露酒、白糖入笼蒸50分钟，加入龙眼肉、杏仁，再蒸15分钟，去汤面浮沫，加味精。功效滋阴润肺，益气养血，润肠止咳。适用于调治肺虚劳咳、肺燥干咳、痰中带血、便秘下血、老年性支气管炎等病症。（据《养生食疗菜谱》）

药酒
膏方类

🥣 杏仁冻

> ·北杏仁 60克 ·南杏仁 120克 ·绿豆粉 40克 ·砂糖 6大匙

杏仁去皮尖，加水研磨成汁，纱布滤去渣。绿豆粉水调成糊状，兑入杏仁汁中，加入砂糖，边搅边煮，煮至翻滚时，倒入容器，冷却后放入冰箱。食时切成方块，浇上糖浆。功效消热利咽。适用于调治肺胃有热，口臭难闻。（据《百病饮食自疗》）

杏仁糖

· 带皮苦杏仁、冰糖 各适量

将杏仁和冰糖研碎混匀，制成杏仁糖，早晚各服9克，10天为一疗程。功效祛痰止咳。适用于调治慢性支气管炎、咳嗽痰喘等症。（据《中国药膳学》）

杏仁蜜膏

· 杏仁 30克　· 生蜜 120克　· 甘草 10克

甘草研为细末，杏仁去皮、尖，加水200毫升研取汁，与生蜜、甘草末同入砂锅内，文火熬成稀膏。每服10毫升，每日2次，饭后服用。功效润肺止咳平喘。适用于调治肺热、肺燥咳嗽及津枯便秘等症。（据《卫生易简方》）

补肺膏

· 生地黄 1千克　· 光杏仁 60克　· 生姜、白蜜 各120克

共捣如泥，隔水蒸熟，可浓缩炼成膏滋即成。每服3匙，一日2次。可滋阴润肺、生津止咳。适用于肺燥咳嗽的食疗。

杏仁酿酒

· 杏仁 3千克　· 糯米 10千克　· 麦曲 1.2千克

杏仁煎汤取汁，麦曲焙干后捣末，加曲、米如法酿酒，每服10～30毫升，常令半醺，不至醉吐为妙，糟为末，和酒服。适用于调

治偏枯、四肢迟缓不收、失音不语等症。（据《普济方》）

🥣 羊羔酒

> · 羊肉 700克　· 杏仁 50克　· 木香 3克　· 糯米 5千克
> · 酒曲 40克

　　糯米蒸熟，羊肉、酒曲、杏仁同煮烂，连汁拌糯米饭，并加入木香末，如常法酿酒。十日后酒熟，滤去渣，澄清，装瓶备用。每日2次，每日温服30毫升。更适宜冬令饮用。功效健脾胃，壮腰膝，大补元气。适用于脾肾不足所引起的体弱无力、腰膝酸软等症。（据《本草纲目》）

🥣 杏仁阿胶蜜苏膏

> · 酥 90克　· 杏仁 60克（汤浸，去皮尖双仁，麸炒微黄，研如膏）
> · 阿胶 60克（捣碎，炒令黄燥，为末）　· 生姜汁 1合　· 白蜜 5合
> · 紫苏子 60克（微炒，研如膏）

　　上药相和，于银锅内，以慢火熬成膏。每服一匙，以温粥饮调下，每日4～5次。功效润肺止血，下气宁嗽。适用于调治咳嗽喘急，喉中似有物，唾脓血不止。此组方与制法、功用等均出自《太平圣惠方》卷四十六，在《普济方》卷一六二中给予其"杏仁膏"之名。现可运用于食疗调养、调治肺结核与肺脓肿属肺燥有痰者，有一定效果。

著名
菜点

🍲 菠萝杏仁豆腐（江苏菜系）

🥣 主料	🧂 配料	
杏仁 200克	冻粉 10克	罐头菠萝 200克
	白糖 100克	杏仁精 1克

杏仁用开水稍泡后剥去红衣，用刀切碎，用清水泡上，加入适量的水磨成浆，过箩去渣。冻粉洗净，放入碗内，加水少许，上笼蒸化取出，过箩待用。取干净无油锅上火，舀入杏仁浆，倒入冻粉烧开，放入少许杏仁精调匀，盛入碗内，待凉后，入冰箱冻凉。烧杏仁浆的同时取干净锅注入清水1千克，加100克白糖烧开，糖化后盛入盆内晾凉。 菠萝切成小片。走菜时，取出冻凉的杏仁豆腐，切成小块，舀入凉糖水，使豆腐浮在水面，把菠萝片放在上面。

特点

色泽乳白，细嫩香甜。

杏元鸡脚炖海狗鱼（粤菜系）

主料

海狗鱼 1只（2.5千克）

嫩鸡脚 6对　　　熟瘦火腿 25克

瘦猪肉 100克　　南杏仁 25克

龙眼肉 10克

配料

姜片 15克	葱条 15克
精盐 5克	味精 5克
胡椒粉 0.1克	姜汁酒 25克
料酒 25克	清汤 750克
毛汤 250克	白开水 750克
花生油 30克	

制法

将海狗鱼拿到砧板上，迅速在头部横砍一刀（不要砍断），放血后，用90℃热水浸烫，刮洗表皮黏液，再从肚部剖开，去掉内脏，洗净，取750克切块，每块约25克。火腿切成5粒，猪肉切成6块。鸡脚用沸水略烫后，剥去外表皮衣，砍去趾甲，敲断脚骨，洗净。用碗盛杏仁，放入沸水（250克），加盖浸泡约10分钟，剥衣洗净。龙眼肉用清水洗净。将猪肉、鸡脚放入沸水锅内煮熟，下火腿粒后即一并捞起，放入炖盅内。海狗肉放入沸水锅内滚约半分钟，取出洗净。用中火烧热炒锅，上油15克，加姜、葱各10克，放入海狗肉爆炒，烹姜汁酒，下毛汤约煨半分钟，倒入漏勺沥去水，去掉葱、姜，放入炖盅内。然后加入杏仁、龙眼肉、姜5克、葱5克和料酒、精盐、味精，最后放白开水，加盖入笼蒸，先用旺火，后用中火蒸90分钟至软烂。取出撇去汤面浮沫，去姜、葱，加入清汤，再炖30分钟，用洁净网巾把汤过滤，倒回炖盅内，加盖，入蒸笼用中火蒸20分钟取出，撒上胡椒粉。

特点

此菜为传统制法。汤味浓郁，富有胶质，肉软烂不腻，是冬令佳品。

杏仁豆腐（鲁菜系）

主料		配料	
杏仁 10克	冻粉 2克	晶糕 15克	白糖 150克

制法

将杏仁放入沸水内煮1分钟，捞出剥去皮，砸成细泥放入碗内，加少量清水搅匀，用纱布包起来，将汁挤入碗内，晶糕切菱形片。冻粉切碎加清水150毫升煮至熔化，加入杏仁汁，倒在搪瓷盘内冷凉后，凝结成冻，即为杏仁豆腐。炒勺内倒入清水，加白糖烧沸，倒入汤盘内，晾凉后，将杏仁豆腐用小刀割成菱形块，放入搪瓷盘内，上面摆上晶糕片即成。

特点

"豆腐"光亮透明，香甜凉爽，为夏季宴席常用的时菜。

香煎杏仁南瓜饼（风味调养药膳）

主料	配料
南瓜 100克	香菜叶、黑芝麻 各适量
杏仁、面粉、糯米粉 各适量	

制法

南瓜切薄片；杏仁、香菜叶、黑芝麻洗净沥干水分。将南瓜片蒸熟，挤压成泥，加入糯米粉和面粉，两种粉的比例是1∶1，粉的分量加到面团不粘手为好。揉成不粘手的面团，分成小团，搓圆再压扁成南瓜饼，压上杏仁、香菜叶、黑芝麻。平底锅刷一层薄油，先煎没有杏仁的一面，慢火煎至金黄色；翻过来，将两面煎至金黄色即可。

性味归经 苦，微温；有小毒。归肺、大肠经。

功能主治 降气止咳平喘，润肠通便。用于咳嗽气喘，胸满痰多，肠燥
便秘。

药用对阴虚咳嗽及大便溏泻者和亡血者忌服。

❶《本草经集注》："得火良。恶黄耆、黄芩、葛根。畏蘘草。"

❷《本草经疏》："阴虚咳嗽，肺家有虚热、热痰者忌之。"

❸《本草正》："元气虚陷者勿用，恐其沉降太泄。"

❹《本经逢原》："亡血家尤为切禁。"

❺《本草从新》："因虚而咳嗽便秘者忌之。"

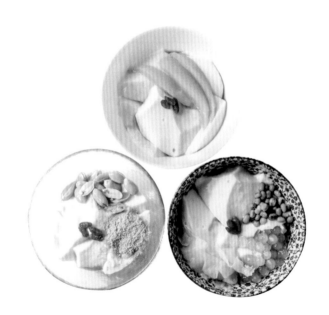

余甘子

yu gan zi

别名 菴（庵）摩勒，庵摩落迦果，余甘，喉甘子，鱼木果，橄榄子，油柑子，油甘子，牛甘子，望果，滇橄榄。

一眼识药 为大戟科植物余甘子（油柑）的干燥成熟果实。秋季果实成熟时采收，开水烫后，晒干。

果实呈球形或扁球形，直径1.2~2厘米。表面棕褐色至墨绿色，有浅黄色颗粒状突起，具皱纹及不明显的6棱，果梗约1毫米，中果皮厚1~4毫米，质硬而脆。内果皮黄白色，硬核样，3室，表面具3棱，背缝线的偏上部有数条筋纹（维管束），干后可裂成6瓣。种子6粒，棕色，近三棱形，背面弧形，腹面有一淡棕色种脐。气微，味酸涩，回甜。以个大、肉厚、回甜者为佳。

食性特点 鲜果为水果或蜜饯食品的原料。

可供制备成美味的果酱；还经常被制作成蜜饯，作为饭后甜点使用。

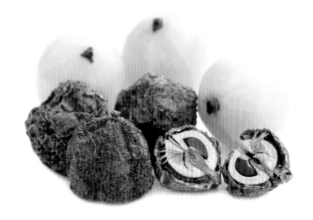

🥣 余甘子煎

> · 余甘子 10～30个

用清水500毫升煎至250毫升。口服，每日1～2次。适用于调治感冒发热、咳嗽、咽喉肿痛、口干烦渴等症。（据《食疗本草学》）

🥣 余甘子银杏龙眼肉粥

> · 余甘子 20克　　· 银杏 30克　　· 龙眼肉 5颗　　· 大米 150克

将大米、余甘子、龙眼肉分别洗净，银杏去壳。将四种材料一起放入砂锅中，加入适量清水，煮至米烂粥稠即可。早餐食用，趁热服用，每日一剂。具有清热利湿、补血凉血、健脾益胃功效。可调治消化不良、食欲不振、腹胀、腹痛、咽喉肿痛、目赤肿痛、视物不清等症。

🥣 余甘子饮

> · 余甘子 15个　　· 知母 5克　　· 石膏 20克

将三者水煎，去渣取汁，饮用，每日1～2次。对治疗实热火盛引起的咽痛、牙痛有很好的疗效。

🥣 余甘蜜汁

> · 余甘子、蜂蜜 各适量

将余甘子鲜果汁与蜂蜜混合，每日服2次，每次250毫升。有明目之效，可调治结膜炎和青光眼，对降低眼压有一定效果。

余甘子柠檬果汁

·余甘子、柠檬汁 各适量

榨取余甘子鲜果汁与柠檬汁，混合后饮服。可有效地控制急性菌痢和腹泻。

药膳
菜羹类

余甘子煮猪心肺

·猪心、猪肺 各1个　　·余甘子 21个

先煮猪心肺，去浮沫，再加入余甘子煮熟。连汤食用。适用于哮喘的辅助治疗。（据《昆明民间常用草药》）

余甘子木瓜汤

·木瓜 750克　　·瘦肉 188克　　·余甘子 6个　　·雪梨 3个
·蜜枣 3枚　　·盐 适量

木瓜去皮去核切厚块，蜜枣洗干净，雪梨去皮切块，余甘子洗净用刀拍烂。瘦肉洗干净，汆烫后再冲洗干净。锅中加入适量水，放入木瓜、余甘子、雪梨、蜜枣和瘦肉，水滚后改慢火煲约90分钟，下盐调味即成。

余甘子煲猪肉

·瘦猪肉 300克　　·余甘子 10个　　·蜜枣 3枚　　·生姜 3片

蜜枣去核，猪肉切块。一起放进瓦煲内，加清水2500毫升（约10碗量），武火煲沸后，改为文火煲1小时，调入适量食盐即成。成品甘酸清润。具有除烦生津、甘润益气的功效。此量可供三四人量。

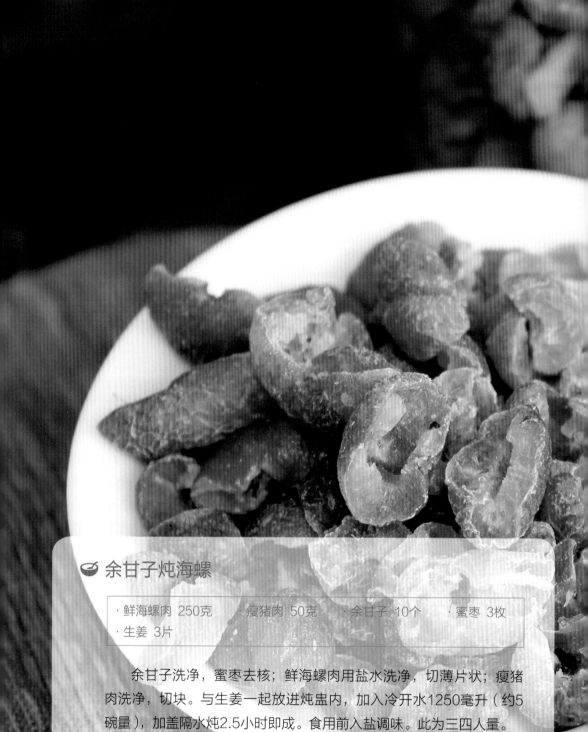

余甘子炖海螺

· 鲜海螺肉 250克　　· 瘦猪肉 50克　　· 余甘子 10个　　· 蜜枣 3枚
· 生姜 3片

余甘子洗净，蜜枣去核；鲜海螺肉用盐水洗净，切薄片状；瘦猪肉洗净，切块。与生姜一起放进炖盅内，加入冷开水1250毫升（约5碗量），加盖隔水炖2.5小时即成。食用前入盐调味。此为三四人量。

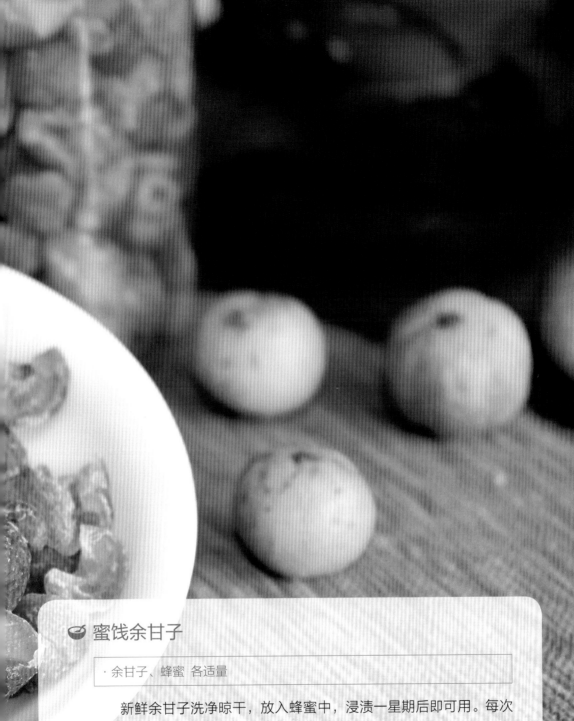

🥣 蜜饯余甘子

> · 余甘子、蜂蜜 各适量

　　新鲜余甘子洗净晾干，放入蜂蜜中，浸渍一星期后即可用。每次食10~15枚。有生津利咽、消痰止咳功效。可治疗肺燥咳嗽、咽喉炎等症。

余甘猪肺汤（粤菜系，潮汕地区盛行）

主料		配料	
猪肺 1个	余甘子 10个	姜片 2片	蜜枣 2枚
		盐 适量	

制法

把猪肺管对紧水龙头冲水，直到猪肺胀大成粉红色，切片挤掉水分，用盐搓洗，然后洗净。锅里放水烧开，放入猪肺，煮到变色，面上浮出很多白沫，倒入水池里冲水洗净白沫，捞出沥干备用。余甘子放砧板上用刀拍开，与猪肺一起放入砂锅，大火烧开，转小火煲1小时即可。吃肺片喝汤。

特点

此品靓汤刚入口有点酸酸涩涩的，而后满口回甘，妙不可言。具有很好的润肺化痰止咳效果，特别适合秋冬干燥季节可以多喝，有益健康。配料中也可加入青橄榄。

**中药
药性**

性味归经　甘、酸、涩，凉。归肺、胃经。

功效主治　清热凉血，消食健胃，生津止咳。用于血热血瘀，消化不良，腹胀，咳嗽，喉痛，口干。

**使用
宜忌**

脾胃虚寒者慎食。

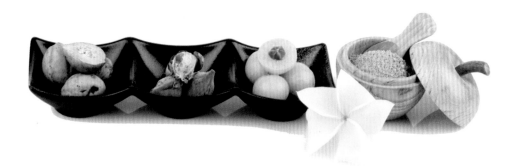

余甘子的异域风情

余甘子又称庵摩勒，这个名称同佛经一起由印度传入我国，古印度僧侣尊其为"圣果"。

传说两千多年前，一位印度高僧和一位中国商人在穿越一片沙漠时，因遭遇风暴迷失了方向，水尽粮绝，只能靠高僧随身携带的一袋小果子充饥。当他们即将走出沙漠时，却遇到了流沙，高僧奋力救助商人，并将那袋小果子给了他，而自己却消失在茫茫沙漠中。商人奋力走出沙漠，回乡后，便将剩余的几颗种子种在了中国的南方。这就是余甘子。从此，余甘子就在我国南方传播开来。

两广一带长大的人，大都吃过喉甘子，也叫油甘子，其实就是余甘子。它的得名，缘于乍入口又酸又涩，但不一会就满口生甘。古书中，它有如"久服轻身，延年长生""以变白须发有验"等。这些功效其实来源于印度医学。

从印度翻译来的佛经，都把余甘子说得神圣非凡，例如"能除一切病，无忌药中王""有病无病，时与非时，随意皆食"，并能治白发。在印度古医书《遮罗迦集》中，余甘子是一种重要的"长年药"，功效非凡。与之类似的还有诃黎勒，即中药诃子，据曾前往印度取经的义净和尚记载："若能每日嚼一颗，咽汁，亦终身无病"。

岭南人常把它当食品来吃，常用甘草、蜂蜜或盐腌制余甘子当凉果吃，潮汕地区还有油甘煲猪肺的做法。

枳椇子

zhi ju zi

别名 拐枣，万寿果，鸡爪梨，甜半夜。

一眼识药　　为鼠李科植物北枳椇（拐枣）的种子。10～11月果实成熟时连肉质花序轴一并摘下，晒干，取出种子。

种子扁平圆形，背面稍隆起，腹面较平坦，直径3～5毫米，厚1～1.5毫米。表面红棕色、棕黑色或绿棕色，有光泽，于放大镜下可见散在凹点，基部凹陷处有点状淡色种脐，顶端有微凸的合点，腹面有纵行隆起的种脊。种皮坚硬，厚约1毫米；胚乳乳白色，子叶淡黄色至草绿色，肥厚，均富油质。气微，味微涩。以身干、色红棕、有光泽、无虫蛀、无杂质为佳。

食性特点　　枳椇子果梗肥大，经霜后有甜味，有较高的营养价值，可生食、制糖、酿酒、制醋、生产果汁等；果实可用于制备冰淇淋、巧克力和口香糖。

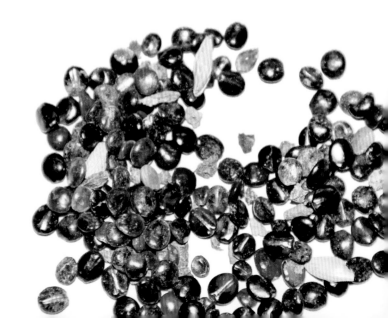

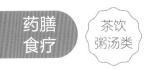

◕ 枳椇粥

> ·枳椇子 约15克　　·粳米 约100克

　　先用枳椇子煎取浓汁，去渣，放入淘洗干净的粳米，煮为稀粥。具有除烦热、解酒毒的功效。对急慢性酒精中毒有疗效，如饮酒过量，可空腹食之以解酒。还适用于口渴、烦热、呕吐、二便不利等病症。

◕ 千杯不醉茶

> ·枳椇子 120克　　·葛花 150克　　·山楂 160克　　·陈皮 60克

　　将枳椇子切碎，陈皮切成丝。全部原料分成10份，分别装入茶包袋。每次一袋，沸水冲泡，闷3分钟后饮用。本品喝酒前饮用能预防醉酒，喝酒后饮用可以解酒毒。特别适宜长期大量饮酒的人群日常代茶饮，可以减轻酒精蓄积引起的脑损伤，并预防饮酒过度导致的脂肪肝。

◕ 枳椇子四莓汤

> ·鲜枳椇子 4枚　　·四匹瓦（宽叶金粟兰）、蛇莓 各10克

　　以上三味用清水洗净后，共入瓦罐中，加水适量，先以旺火烧沸，改用小火炖20分钟，滤出汤汁顿服，每日一次。具有祛风通络的功用。可用于调治肝风内动、手足抽搐、小腹疼痛拘急、头痛等病症。

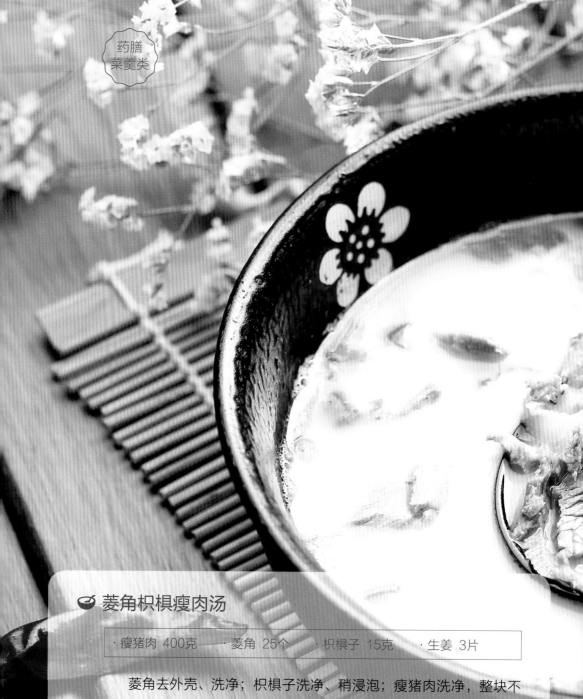

🥢 菱角枳椇瘦肉汤

·瘦猪肉 400克	·菱角 25个	·枳椇子 15克	·生姜 3片

　　菱角去外壳、洗净；枳椇子洗净、稍浸泡；瘦猪肉洗净，整块不刀切。一起与生姜放进瓦煲内，加入清水2500毫升（约10碗水量），武火煲沸后改文火煲约一个半小时，调入适量食盐便可。此汤以菱角配止渴除烦、消湿热的枳椇子煲瘦猪肉而成，能清热解暑、生津止渴，为秋暑时居家调养的靓汤。

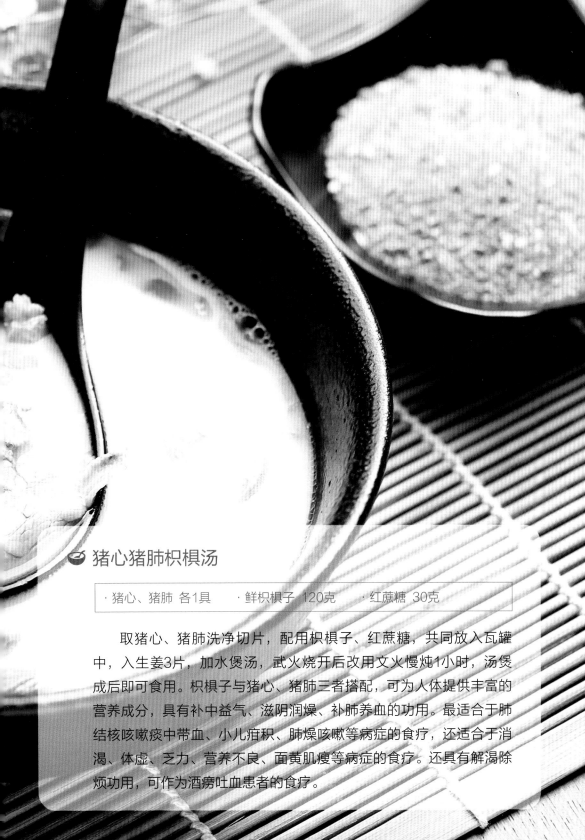

猪心猪肺枳椇汤

· 猪心、猪肺 各1具　　· 鲜枳椇子 120克　　· 红蔗糖 30克

　　取猪心、猪肺洗净切片，配用枳椇子、红蔗糖，共同放入瓦罐中，入生姜3片，加水煲汤，武火烧开后改用文火慢炖1小时，汤煲成后即可食用。枳椇子与猪心、猪肺三者搭配，可为人体提供丰富的营养成分，具有补中益气、滋阴润燥、补肺养血的功用。最适合于肺结核咳嗽痰中带血、小儿疳积、肺燥咳嗽等病症的食疗，还适合于消渴、体虚、乏力、营养不良、面黄肌瘦等病症的食疗。还具有解渴除烦功用，可作为酒痨吐血患者的食疗。

🥣 枳椇子甘蔗煲猪心肺

> · 枳椇子 30克　　· 甘蔗 500克　　· 猪心 150克　　· 猪肺 100克

　　将甘蔗切小块，劈开。猪心、猪肺洗净后切成小块，与枳椇子一起共入锅中，加水适量，煲汤食用。功效补中益气，补肺养血，生津润燥。适用于肺结核咳嗽、痰中带血、小儿疳积黄瘦，以及常见的秋冬肺燥咳嗽等疾患。(据《饮食疗法》)

🥣 枳椇子鸡肝

> · 鸡肝 1具　　· 干枳椇子 2枚

　　先将枳椇子杵成细末备用。鸡肝洗净，用刀切十字刀花，盛于盘中，撒上枳椇子末，适量精盐，入笼中蒸20分钟取出。佐餐食用。具有健脾消疳功用，可用于调治小儿疳积症。

药酒
膏方类

🥣 枳椇子酒

> · 干枳椇子 2枚　　· 低度烧酒 500毫升

　　先将枳椇子洗净，用刀切开，浸入烧酒中，密封一周后启封饮用，每日两次，每次20毫升。具有祛风胜湿功用。适宜于风湿性关节炎患者饮用调养。

中药药性	性味归经	甘，平。归心、脾、肺经。
	功能主治	止渴除烦，清湿热，解酒毒。用于中酒毒，烦渴呕逆，二便不利等症。
使用宜忌		《得配本草》："脾胃虚寒者禁用。"

知识拓展

枳椇子解酒与醒酒

枳椇子药用始载于唐《新修本草》。《本草纲目》收载于果部，夷果类，李时珍谓："枳椇木高三四丈，叶圆大如桑柘，夏月开花，枝头结实，如鸡爪形，长寸许，纽曲开作二三歧，俨若鸡之足距，嫩时青色，经霜乃黄，嚼之味甘如蜜，每开歧尽处，结一二小子，状如蔓荆子，内有扁核赤色，如酸枣仁形。"可见古时药用的枳椇子与现时所用是一致的。

民间传说：昔有南人修舍用此木（枳椇木），误落一片入酒瓮中，酒化为了水，说明枳椇子具有解酒的功效。

据《苏东坡集》记载：苏轼的一个同乡揭颖臣得了一种饮食倍增、小便频数的病，许多人说是"消渴"。揭颖臣听从了一些医生的意见，服了很多治消渴的药，病非但不见好转，反而日渐加重。后来苏东坡向他推荐了一位名叫张肱的医生。张肱诊后认为此病不是消渴，而是慢性酒精中毒。酒性辛热，因此病人喜饮水，饮水多，故小便亦多，症状极似消渴却不是消渴。于是张肱用醒酒药为他治疗，多年痼疾就此痊愈。张肱所用的一味主药就是"枳椇子"。苏东坡不仅记录了这则小医案，还常以枳椇子作为醒酒良药向友人推荐。

yu li ren

郁李仁

别名 郁子，郁里仁，李仁肉，小李仁。

一眼识药

为蔷薇科植物欧李、郁李或长柄扁桃的干燥成熟种子。夏、秋季果实成熟时采摘，除去果肉，破核壳，取出种子，干燥。来源于欧李、郁李者习称小李仁；来源于长柄扁桃者习称大李仁。

小李仁（来源于欧李和郁李者）：种子呈长卵圆形或卵圆形，长5~8毫米，直径3~5毫米。顶端尖，基部圆。尖端一侧有一线形种脐，基部合点圆形，直径约0.7毫米，在此点处散出多数棕色维管束纹理。种皮薄，内面贴有白色半透明的残余胚乳，子叶两片，乳白色，富有油质。气微，味微苦。欧李仁种皮表面浅棕色或黄棕色；郁李仁与欧李仁相似，但略小，种皮淡棕色至淡黄色。

大李仁（来源于长柄扁桃者）：种子圆锥形至长卵形，长6~10毫米，宽5~7毫米。表面黄棕色或红棕色，顶端渐尖，基部钝圆，中心有深棕色合点，直径约2毫米。气微，味微苦。

食性特点

食用坚果类。可用于功能食品。其质润沉降，对肠燥便秘者特别有益。

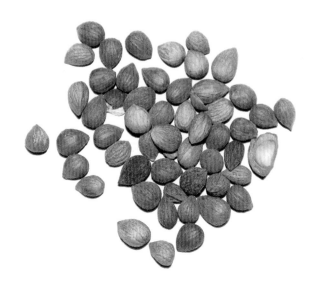

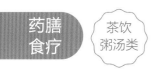
郁李仁粥

> · 郁李仁 15克　　· 南粳米 50克

郁李仁捣烂水研，绞取药汁，或捣烂后煎汁去渣，与南粳米入砂锅内加水煮稀粥。每日2次，温热食。功效利水消肿，润肠通便。适用于调治大便干燥秘结，小便不利，水肿腹满，包括肝硬化腹水，四肢浮肿等症。（据《常见病食疗食补大全》）

郁李薏苡粥

> · 郁李仁 30克　　· 薏苡仁 50克　　· 粳米 50克

郁李仁捣烂，水研绞汁，合薏苡仁、粳米煮粥，空腹食。功效健脾、利湿、润肠。适用于调治水肿、心腹胀满、气息喘促、小便不利、大便秘结。前列腺肥大之湿热郁滞型患者也可选用。（据《二如亭群芳谱》）

糕点
主食类

郁李薏苡仁饭

> · 郁李仁 60克　　· 薏苡仁 200克

将郁李仁研碎，用水搅拌后，滤取药汁。用药汁将薏苡仁煮饭。每日服2次。功效利水消肿。适用于调治小便不利、水肿胀满、喘息等症。（据《独行方》）

藕汁郁李仁蛋

·鸡蛋 1个　　·郁李仁 8克　　·藕汁 适量

将郁李仁粉与藕汁调匀，装入鸡蛋内，湿纸封口，蒸熟食用即可。每日2次，每次1枚。具有活血止血、凉血功用。对于肠道疾患大便有出血者可选此品食疗。

中药药性

性味归经　辛、苦、甘，平。归脾、大肠、小肠经。

功能主治　润肠通便，下气利水。用于津枯肠燥，食积气滞，腹胀便秘，水肿，脚气，小便不利。

使用宜忌

药用对阴液虚亏及孕妇慎服。为治便秘服郁李仁后，在大便解下前可能有腹部隐痛。

❶《本草疏经》："津液不足者，慎勿轻用。"

❷《得配本草》："大便不实者禁用。"

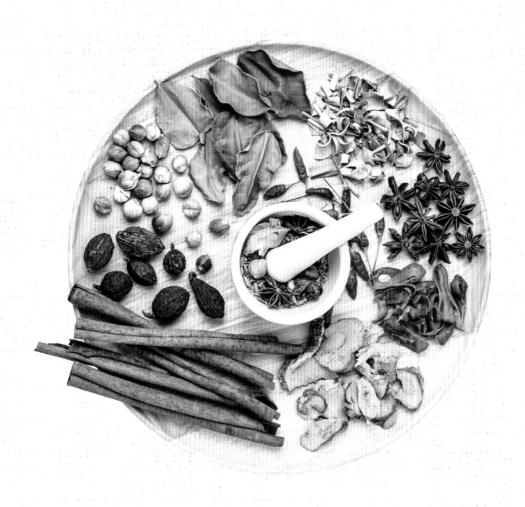

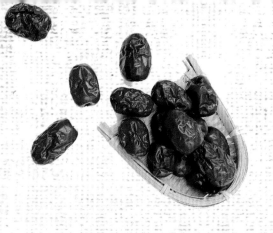

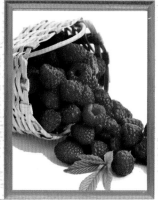

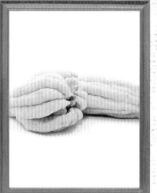

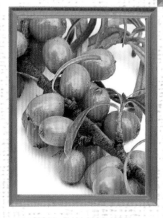

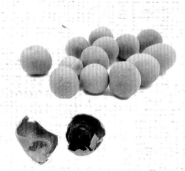